La Dieta Cetogénica

Menú de 30 Días, 50 Recetas de la Dieta Cetogénica Para Quemar Grasas, Perder Peso Rápidamente y Aumentar Tu Energía

Información Adicional Gratis

Como había prometido aquí está tu hoja de referencia GRATIS de los alimentos recomendados para seguir una dieta rica en grasas que utilizo con mis clientes

Haz click aqui para obtener tu copia

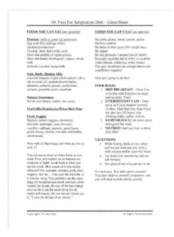

Si quieres que te envíen a tu correo electrónico todas las semanas los libros digitales Kindle más vendidos gratis

Haz click aqui

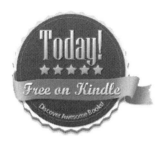

Índice

Introducción

Gracias por tomar el tiempo para descargar este libro: La Dieta Cetogénica: Menú de 30 Días, 50 Recetas de la Dieta Cetogénica Para Quemar Grasas, Perder Peso Rápidamente y Aumentar Tu Energía.

Este libro describe el plan de alimentación de la dieta cetogénica y te enseñará todo lo que necesitas saber para implementarla efectivamente. Igualmente explica la base científica detrás de este concepto además de los efectos secundarios y los beneficios para la salud que la acompañan. Este manual de la dieta cetogénica también provee un plan de alimentación que puedes seguir por un mes y un sinnúmero de recetas que sirven de guía para comenzar a preparar comidas utilizando alimentos aceptados por esta dieta.

Al terminar de leer este libro, entenderás la dieta y de qué se trata y podrás adaptarla de acuerdo a tus preferencias, peso y nivel de actividad física.

Una vez más, ¡gracias por descargar este libro y espero que sea de gran ayuda!

Claúsula de Exención de Responsabilidad Médica

Usted entiende que cualquier información contenida en este libro es para propósitos informativos y educativos solamente. Además entiende que no es la intención de este libro, ni se implica de algún otro modo, que dicha información se considere una consulta médica.

Usted comprende que de ninguna manera esta información es de carácter exhaustivo ni está completa, por lo tanto, esta información no abarca todas las condiciones, desórdenes, problemas relacionados a la salud o sus respectivos tratamientos. **Usted entiende que siempre debe consultar con su médico u otro proveedor de la salud para determinar si esta información es apropiada y se puede aplicar a su situación personal o si tiene preguntas con relación a una condición médica o plan de tratamiento.**

Usted entiende que los productos y cualquier reclamo relacionado a estos productos no han sido evaluados por la Administración de Alimentos y Medicamentos de Estados Unidos (USFDA) y no han sido aprobados para diagnosticar, tratar, curar o para la prevención de enfermedades. Como tal, usted reconoce que no depende de ningún modo de la aprobación de dichos productos y reclamos por la USFDA.

Usted está de acuerdo en no utilizar ninguna información contenida en este libro incluyendo, pero no limitada, a las descripciones de los productos, testimonios de clientes, etc. para el diagnóstico y tratamiento de cualquier problema de salud o para la receta de cualquier medicamento o tratamiento médico.

Usted reconoce que todos los testimonios encontrados en nuestro libro son estrictamente opiniones personales y los resultados que dicha persona haya obtenido son exclusivamente de naturaleza individual. Los resultados que usted haya conseguido pueden variar.

Usted entiende que dicha información se basa en experiencia personal y no se puede considerar un sustituto de un asesoramiento médico profesional. **Siempre debe consultar a su médico u otro proveedor de la salud antes de cambiar su dieta o comenzar un programa de ejercicios.**

A la luz de lo dicho anteriormente, usted entiende y está de acuerdo que no somos responsables y no asumimos responsabilidad por la información contenida en este libro ni su dependencia en la misma. En ningún momento seremos responsables por daños directos, indirectos, consecuentes, especiales, ejemplares u otros tipos de daños relacionados con su uso de la información contenida en este libro.

Este libro ofrece información sobre la salud, el estado físico y la nutrición y está diseñado para propósitos informativos y educativos únicamente. No debe depender o confiar en esta información como sustituto de una consulta médica profesional, un diagnóstico o un tratamiento. Por favor, debe discutir sus preguntas sobre cuestiones médicas y nutricionales con su proveedor de la salud. Si tiene alguna

indirectos, consecuentes, ejemplares u otros daños; incluyendo pérdidas intangibles que sean resultado de: (i) el uso o incapacidad de utilizar nuestro libro, nuestros servicios o cualesquiera servicios o productos de terceros; o (ii) las declaraciones o conducta de terceros.

Si usted vive en Estados Unidos y cree que tiene una emergencia médica o relacionada a la salud, llame a un profesional de la salud o al 911 inmediatamente.

Capítulo 1 – ¿Qué es la dieta cetogénica?

El propósito original de la dieta cetogénica era tratar la epilepsia refractaria en niños pero, actualmente, es una de las dietas más populares a nivel mundial. El mantra de esta dieta es simple – baja en hidratos de carbono, suficiente proteína, y alta en grasas. Usualmente, el cuerpo metaboliza los hidratos de carbono que se obtienen de los alimentos y los convierte en glucosa. Luego, la glucosa se distribuye por el cuerpo y sirve como fuente de energía para el cerebro y otros órganos.

Como la ingesta de hidratos de carbono es limitada, el sistema está obligado a quemar grasas. El hígado metaboliza la grasa y la convierte en ácidos grasos y cuerpos cetónicos. Estos cuerpos se transportan al cerebro y se convierten en fuente de energía, sustituyendo a la glucosa. Cuando los niveles de los cuerpos cetónicos en la sangre se elevan, el sistema entra en estado de cetosis. Esto es lo que distingue esta dieta de otras y la razón por la cual ésta es efectiva en reducir la frecuencia de ataques epilépticos.

La dieta consta de cinco niveles – la dieta cetogénica clásica, la dieta cetogénica modificada, la dieta de aceite MCT (triglicéridos de cadena media), la dieta de índice glicémico bajo (LGIT por sus siglas en inglés) y la dieta de Atkins modificada. Todas estas dietas han resultado efectivas en el tratamiento para la epilepsia.

La dieta cetogénica clásica fue creada en 1924 por el Dr. Russell Wilder para el tratamiento de la epilepsia pediátrica y se utilizó ampliamente en los años subsiguientes. En los años 1940, la popularidad de la dieta declinó como consecuencia del desarrollo de nuevos medicamentos antiepilépticos. Volvió a coger auge en 1994 cuando Jim Abrahams, un productor de Hollywood, creó la fundación

Charlie. Ésta era evidencia de cómo la dieta funcionó para el hijo de Jim, Charlie. Éste último se sometió a una dieta cetogénica cuando era niño y mantuvo el estilo de vida por los próximos cinco años. Charlie recurrió a la dieta cetogénica como otro remedio para su condición luego de varios intentos fallidos, incluyendo otros medicamentos antiepilépticos y someterse a una cirugía del cerebro. Charlie comprobó que la dieta es efectiva en controlar la epilepsia severa.

La fundación se propuso como meta crear consciencia sobre esta dieta. Lo hizo a través del uso de medios publicitarios y auspiciando un estudio prospectivo multicéntrico. El estudio anunció sus resultados en 1996, lo que provocó un nuevo interés en esta dieta.

Lo Básico

Si decides seguir una dieta cetogénica, tienes que reducir tu ingesta diaria de hidratos de carbono a una cantidad de 20-60 gramos. Por otro lado, la cantidad de proteína que consumes va a depender de tu sexo, altura y las actividades físicas que realices diariamente. Debes equilibrar la cantidad de calorías que consumes en tu dieta diaria de acuerdo a tus necesidades de proteína e hidratos de carbono.

Sin embargo, este tipo de dieta no necesariamente requiere que cuentes las calorías de todo lo que comes. Es más importante estar consciente de los porcentajes de macronutrientes que recibes a través de los alimentos ya que la cantidad que consumes se ve afectada por una ingesta de calorías muy alta o muy baja. Tu recomendación de ingesta diaria (en términos de distribución calórica) debe estar compuesta por alrededor de 25 porciento de proteína, hasta 10 porciento de hidratos de carbono y 70-75 porciento de grasas.

¿Cómo funciona una dieta moderada en proteína y alta en grasas? Las grasas tienen un efecto limitado sobre tu insulina y los niveles de azúcar, pero la ingesta de proteína influye siginificativamente sobre ambas. Cuando consumes demasiada proteína, tus niveles de azúcar e insulina tienden a elevarse temporeramente. Esto causa una disminución en la producción de cetonas en el cuerpo. Cuando continúas comiendo más proteína sin ingerir suficiente grasa, puedes sufrir de "el hambre de conejo", lo que provoca que el metabolismo sea más lento. "El hambre del conejo" fue un término acuñado por exploradores norteamericanos cuando apenas tenían acceso a hidratos de carbono y grasas y sólo comían carnes magras como conejo y caza menor.

¿Es peligrosa esta dieta?

La popularidad de la dieta cetogénica instigó la creación de mitos y falacias. Asegúrate que no caigas en la trampa. Estudia y entiende el proceso y sus beneficios antes de llegar a tus propias conclusiones.

Muchas personas dudan de los beneficios de una dieta rica en grasas ya que crecen creyendo que éstas son nocivas para la salud. Las grasas no engordan, pero el azúcar sí. Cuando llevas una dieta alta en hidratos de carbono, ingieres dosis altas de azúcar. La grasa saturada puede ser saludable pero, cuando se combina con una ingesta alta de azúcar, va a producir una inflamación que puede provocar enfermedades cardíacas. El objetivo de la dieta cetogénica es reducir el consumo de hidratos de carbono y aumentar la ingesta de grasas saturadas.

Dentro de la dieta cetogénica, la cantidad alta de grasas saturadas que ingieres estimula los niveles del colesterol "bueno" o HDL y disminuye los niveles de triglicéridos. Esto hace que tu corazón esté más saludable y reduce los riesgos de padecer de enfermedades cardíacas.

Antes de comenzar la dieta, se recomienda que te hagas un análisis de sangre. Debes solicitar la aprobación de tu médico, especialmente si estás bajo algún tratamiento o terapia médica. Si te dan permiso, sigue la dieta por tres meses y repite el análisis de sangre. Este período de tiempo es suficiente para saber cómo tu cuerpo se ha beneficiado de la dieta.

¿Por qué es importante hacerse un análisis de sangre? No todo el mundo reacciona de igual manera a la cetosis, especialmente los que están propensos o ya sufren de enfermedades del corazón y problemas renales. Debes ser cauteloso y, aunque disfrutes de buena salud, nunca ingieras menos de 10 gramos de hidratos de carbono por día. Este tipo de dieta no promueve eliminar por completo los hidratos de carbono. Tu cuerpo te dirá si necesita más hidratos de carbono. Escúchalo y acata sus necesidades aumentando gradualmente la ingesta de hidratos de carbono pero sin irte al otro extremo.

Efectos secundarios

Esta dieta, como cualquier otro plan de alimentación, puede generar efectos secundarios temporeros. Estos desaparecen a los pocos días luego de que el cuerpo se ajusta a tu dieta. No te desanimes. Siempre ten en cuenta que el número de beneficios de la dieta cetogénica supera los efectos secundarios, que incluyen los siguientes:

1. Orinar con más frecuencia. Esto ocurre durante la primera semana mientras el sistema quema la glucosa almacenada o el glucógeno adicional almacenado en los músculos e hígado. Durante el proceso se libera mucha agua y tus riñones eliminan el exceso de líquido. Los riñones también excretan el exceso de sodio ya que los niveles de insulina circulando en la sangre son bajos.

2. Mareos. Cuando orinas frecuentemente, tu sistema pierde mucho líquido además de minerales como el magnesio, sodio y potasio. Esto provoca una sensación de mareo. Es muy probable que te canses fácilmente, lo que puede causar dolores de cabeza, picor en la piel y calambre en los músculos.

Este tipo de efecto adverso se puede evitar. Ya sabes lo que puede provocar este efecto, así que puedes contrarrestar la pérdida de minerales de antemano. Puedes añadir más sal a tu dieta y comer alimentos ricos en potasio como el aguacate, productos lácteos y verduras de hoja verde.

Cuando consumes menos de 60 gramos de hidratos de carbono diarios, procura ingerir una cantidad moderada de sal (hasta 5 gramos al día). Sería ideal también tomar 400 mg de citrato de magnesio en la noche antes de dormir. Si padeces de hipertensión y otras enfermedades cardíacas, consulta con tu médico antes de implementar los cambios. Para obtener una buena dosis de vitamina K y potasio, consume dos tazas de verduras de hoja verde crudas todos los días. Aparte de suplementarte con los nutrientes que tu cuerpo necesita, te ayudarán a suprimir tu apetito.

3. Niveles bajos de azúcar o hipoglicemia. Ésta es la reacción inicial que tiene tu cuerpo como consecuencia de la reducción repentina en la ingesta de hidratos de carbono.

4. Compulsión por comer azúcar. El deseo intenso de comer azúcar oscila entre los dos días hasta 21 días y se agudiza mientras pasa el tiempo. Este período se refiere al período de transición. No importa cuán difícil sea resistir los hidratos de carbono, procura de no hacer trampa. Esto puede impedir tu progreso y va a ser más difícil evitar los hidratos de carbono en un futuro. Hay muchas recetas, que luego se discutirán al final de este libro, que puedes preparar para sentir que no estás fallando en la dieta. Simplemente, necesitas ser creativo en cuanto a escoger los acompañantes de tu plato y en cómo preparar tu comida.

5. Dolores de Cabeza. Probablemente sientas este efecto por varios días. La raíz del problema es la pérdida de minerales en la dieta. Si quieres averiguar si el dolor de cabeza es producto de la pérdida de sodio, añade ¼ de cucharadita de sal a un vaso de agua, mézclalo y bebe. Este remedio va a aliviar tu dolor de cabeza en menos de 30 minutos.

Mientras lleves esta dieta, ingiere más líquidos y más sal si tu salud te lo permite.

6. Estreñimiento. Cuando este efecto se manifiesta, es muy probable que sientas fatiga y mareos. Si ocurre con mucha frecuencia y el citrato de magnesio no ayuda, puedes reducir el consumo de productos lácteos. También puedes disminuir la cantidad de frutos secos que ingieres y asegurarte que mantengas una hidratación adecuada.

7. Diarrea. Este efecto es común en cualquier plan de alimentación. Ocurre mientras el cuerpo trata de ajustarse a la dieta y desaparece en unos días. Un remedio para aliviarlo es tomar una cucharadita de cáscara de la semilla de psilio o Metamucil sin azúcar antes de la cena. Estos remedios contienen fibra que absorbe el exceso de líquido en el colon y ablanda el excremento.

8. Sentir debilidad y movimientos temblorosos. Se debe a las cantidades de azúcar bajas que el cuerpo está recibiendo. Puedes contrarrestar este efecto añadiendo un poco más de proteína y sal a tu dieta. También puedes tomar suplementos de citrato de potasio, pero nunca tomes más de lo recomendado. Debes obtener los requerimientos necesarios de potasio de la comida que ingieres. Acuérdate que ingerir un exceso de potasio no es bueno para el corazón.

9. Calambre en los músculos. Este efecto adverso también se debe a la pérdida de minerales. Puedes tomar tres pastillas de magnesio de liberación controlada. Si el efecto continúa luego de 20 días, toma una pastilla por día.

10. Insomnio. Puede ser dificultoso conciliar el sueño debido a los niveles bajos de insulina y serotonina en tu sistema. Para prevenir la falta de sueño, come una merienda que contenga proteína y algo de hidratos de carbono antes de dormir. La ingesta de hidratos de carbono produce un aumento en el nivel de insulina y provoca que el cerebro absorba más triptófano, el cual obtienes de la

proteína de los alimentos. El triptófano tiene un efecto sedativo que aliviará los problemas del sueño. Una buena combinación para tu merienda es yogur griego y un pedazo pequeño de chocolate con 70% de cacao o media cucharada de mermelada de fruta.

11. Palpitaciones cardíacas. Las palpitaciones pueden manifestarse por una semana o hasta dos meses después de comenzar la dieta. Las personas con baja presión arterial son más propensas a sufrir este efecto. Como prevención, se recomienda que tomes una multivitamina que contenga las recomendaciones dietéticas (RDA por sus siglas en inglés) de magnesio, zinc y selenio. Procura de beber líquidos en abundancia, específicamente agua mineral.

Este efecto adverso también puede ser consecuencia del consumo moderado de aceites MCT o consumo excesivo de aceite de coco. Debes incorporar estos aceites a tu dieta gradualmente. También debes incluir otros aceites como el "guee" o mantequilla clarificada, grasas animales, mantequilla y aceite de oliva.

Los niveles de actividad física también pueden causar palpitaciones. En este caso, tu sistema puede requerir más proteína. Añade de 5 a 10 gramos de proteína a todas tus comidas paulatinamente.

12. Pérdida de Cabello. Éste es otro efecto negativo que es común en casi todos los tipos de dieta. Se debe a cambios en los niveles de hormonas y el metabolismo. Este resultado se le conoce como efluvio telógeno. Es temporero y eventualmente disminuye una vez tu cuerpo se adapte a tu dieta.

Capítulo 2 – Tu cuerpo en estado de cetosis

¿Qué distingue a la cetosis y por qué se considera la ventaja más importante de esta dieta? La cetosis es un estado metabólico en donde el sistema depende de los niveles de cuerpos cetónicos en la sangre para obtener energía. Durante este proceso el cuerpo entra en cetosis cuando es privado de hidratos de carbono y se oxidan las grasas rápidamente.

Las mujeres que comienzan a ejercitarse luego de un embarazo pasan por este proceso. Por el contrario, el efecto en las personas con diabetes descontrolada es diferente. En este caso, el cuerpo indica que el sistema ya carece de la cantidad de insulina requerida. Ésta es la razón por la cual este tipo de dieta no es recomendada a aquellas personas que padecen de diabetes tipo-1 y son insulino-dependientes.

Una reducción en la cantidad de insulina en la sangre promueve la producción de cetonas. Mientras más elevada sea la producción de cetonas, más bajos van a ser los niveles de insulina – pero aumenta tu probabilidad de alcanzar un estado de cetosis óptimo. La acumulación de cetonas puede ser peligrosa. Por esta razón la cantidad de alimentos y nutrientes en la dieta son controlados. Los niveles extremadamente altos de cetonas pueden causar un desequilibrio químico en la sangre que puede resultar en deshidratación.

Este estado metabólico es una estrategia efectiva para bajar de peso. Mientras se queman las grasas en tu cuerpo, hay una disminución de apetito y será más fácil desarrollar y mantener los músculos. Mientras disfrutes de buena salud (y no estés embarazada o padezcas de diabetes), tu cuerpo entrará en estado de cetosis dentro de tres o cuatro días luego de comenzar la dieta baja en hidratos de carbono. Tu cuerpo también puede llegar a este estado si ayunas.

¿Cómo ayuda esta dieta a personas que sufren de epilepsia?

Los ataques epilépticos en niños disminuyen o desaparecen cuando están en estado de cetosis luego de someterse a una dieta alta en grasas y baja en proteína e hidratos de carbono. A los adultos que padecen de esta enfermedad se les recomienda seguir la dieta modificada de Atkins para mejorar su salud. A través de la continua investigación científica, se ha descubierto que la dieta mejora numerosas condiciones de salud, incluyendo enfermedades cardíacas, cáncer, enfermedades de Parkinson, Lou Gehrig y Alzheimer, entre otras.

¿Cómo hacerse un análisis para medir los niveles de cetonas?

Puedes comprar tiras reactivas de orina y hacerte la prueba en casa para verificar los niveles de cetonas. También puedes usar una máquina medidora de glucosa o glucómetro para analizar los niveles de glucosa en la sangre. No hay necesidad de visitar el médico a menos que desconfíes del proceso o tu cuerpo no responda a la dieta.

- Los niveles de cetonas en sangre deben medirse en la mañana antes de desayunar. Si el resultado muestra niveles por debajo de 0.5 mmol/L, no has alcanzado el estado de cetosis y estás muy lejos de obtener el efecto más notable que es la oxidación de grasas. Has alcanzado un estado de cetosis leve como resultado de la dieta si los niveles oscilan entre 0.5-1.5 mmol/L, pero esto no rinde resultado óptimos si tu objetivo es perder peso. Alcanzarás el estado óptimo de cetosis cuando los niveles de cetonas fluctúen entre 1.5-3 mmol/L. Los niveles superiores son peligrosos si eres diabético y, si no lo eres, son indicativos de que no estás comiendo lo suficiente.

- Las tiras que se utilizan para medir los niveles de cetonas en la orina no son tan confiables como los análisis de sangre, aunque son más baratas y más faciles de utilizar.

Cuando los niveles de cetonas aumentan, las cetonas se acumulan en la sangre y generan acidez. Esto se conoce como la cetoacidosis, la cual es peligrosa y puede resultar en coma o muerte. Aquéllos que padecen de diabetes tipo-1 son más propensos a la cetoacidosis cuando no reciben suficiente insulina. Se enferman o deshidratan a causa de la falta de ingesta de líquidos. Se puede producir una cetoacidosis en las personas que no padecen de diabetes como consecuencia de pasar hambre, una tiroide hiperactiva y alcoholismo.

A continuación mencionamos algunos de los síntomas que se producen cuando se acumulan las cetonas. No esperes hasta muy tarde para llamar a tu médico:

- Sentirte mareado y confundido
- Orinar con frecuencia
- Dificultad al respirar
- Piel seca
- Boca seca y sensación de sed constante
- Dolor de estómago
- Vómitos
- Aliento con olor a frutas descompuestas

Vomitar puede ser perjudicial para las personas diabéticas porque acelera el proceso que conduce al estado de cetoacidosis en sólo unas horas. Busca ayuda de tu médico si no paras de vomitar dentro de dos horas.

Cómo alcanzar el estado de cetosis óptimo

Tu meta es alcanzar un estado óptimo de cetosis con el fin de perder peso. Debes velar lo que comes. Además de evitar alimentos ricos en hidratos de carbono como el pan, pasta, dulces, papas y arroz, debes controlar la ingesta de proteína. Procura no ingierir mucha proteína o tus niveles de insulina aumentarán cuando el exceso de proteína se convierta en glucosa.

Cuando comas, sacia tus antojos con grasas. Por ejemplo, acompaña un filete con mantequilla de hierbas. Te sentirás satisfecho por lo que no necesitarás comer otra porción. Las personas que se someten a esta dieta modifican la forma de preparar café. Puedes añadir una cucharada de mantequilla y una cucharada de aceite de coco al café para aumentar la ingesta de grasas. Eventualmente te acostumbrarás al sabor pero, para que la consistencia sea más líquida, lo puedes procesar en una licuadora. Cuando consumes más grasas, tiendes a ingerir menos proteínas y mucho menos hidratos de carbono. Como consecuencia, tus niveles de insulina disminuyen y será más fácil alcanzar un estado de cetosis óptimo.

Capítulo 3 – ¿Cuáles son los beneficios para la salud de la dieta cetogénica?

Es muy importante que no sólo pierdas peso cuando sigas una dieta. Después de todo, tu meta final es disfrutar de una vida saludable y lograr un bienestar físico, mental y emocional. Aquí enumeramos los beneficios de la salud más vitales para comprobar que la dieta cetogénica no es simplemente un remedio para perder peso:

1. Suprime el apetito. Muchas personas abandonan las dietas porque no pueden suprimir el apetito. La dieta cetogénica produce una reducción automática de la ingesta compulsiva. Aunque no vas a sentir hambre, no quiere decir que puedes dejar de comer. Debes comer de acuerdo a lo que dicta el plan de alimentación y asegurarte que consumas alimentos adecuados para llevar esta dieta.

Cuando ingieres más proteína y grasas comparado con hidratos de carbono, tiendes a consumir menos calorías. Es muy difícil disminuir la ingesta calórica con ciertos tipos de dietas y requiere un cálculo estricto de calorías tomando en cuenta cada alimento que comes o ingrediente que compras. Con esta dieta terminarás consumiendo menos calorías sin que requiera esfuerzo de tu parte. Esto va de la mano con los tipos de alimentos que esta dieta exige.

2. Esta dieta te permitirá bajar de peso de manera segura y efectiva. Además ayuda a eliminar el exceso de agua en el sistema y tus riñones comenzarán a eliminar el exceso de sodio para alcanzar niveles bajos de insulina. Se produce una pérdida rápida de peso dentro de una a dos semanas.

Continuarás a perder peso hasta los seis meses. En este momento tu meta será mantener la figura obtenida. Es más fácil decirlo que hacerlo y muchas personas han fracasado porque, después de este período, éstas se inclinan a volver a consumir los alimentos que ingerían antes de comenzar esta dieta. Una vez caigas en la tentación, será difícil seguir esta dieta de nuevo. Debes recordar que el mantenimiento es más difícil que el proceso de perder peso. Siempre debes tener la disciplina de comer en moderación y evitar los alimentos que te ayudan a aumentar. Incorpora la dieta como un estilo de vida y no como una simple solución para perder peso en un período limitado de tiempo.

3. La dieta combate la grasa abdominal la cual es perjudicial para la salud. No todos los tipos de grasas en tu cuerpo son peligrosos ni conllevan riesgos. Todo depende de dónde estén almacenadas estas grasas. Existen diferentes tipos de grasas en el cuerpo como la grasa subcutánea, que está localizada debajo de la piel, y la grasa visceral que está almacenada en la cavidad abdominal. La segunda se acumula dentro y alrededor de tus órganos lo que produce inflamación.

La dieta cetogénica funciona porque combate la grasa abdominal. Además de ponerte en forma, esta dieta reduce la posibilidad de desarrollar diabetes-tipo 2. Si permites que tu grasa abdominal aumente y no haces nada para prevenirlo, podrías desarrollar problemas metabólicos severos que podrían conducir a otros problemas de salud.

4. Tus niveles de triglicéridos descenderán. Son moléculas de grasas y, mientras más altos los niveles de estos en la sangre, tendrás mayor posibilidad de padecer de enfermedades cardíacas. Los niveles de las moléculas de grasas en la sangre elevan el consume de hidratos de carbono y de fructosa, un hidrato de carbono simple. Vas a observar una disminución drástica en los niveles de triglicéridos cuando elimines los hidratos de carbono de tu dieta.

5. Tus niveles del colesterol "bueno" o HDL incrementarán.

6. Se va a producir una disminución en los niveles de insulina y glucosa en tu sistema. Los hidratos de carbono que consumes se metabolizan en el tracto digestivo y se convierten en azúcares simples y glucosa. Éstas circulan en la sangre y pueden elevar los niveles de glucosa en sangre. Como este estado puede ser tóxico, el cuerpo libera insulina y obliga a que la glucosa se almacene o se queme. Los individuos saludables no corren peligro pero hay ciertas personas que son resistentes a la insulina. Si eres una de ellas, tu células no reconocerán la insulina y sera difícil para tu cuerpo transportar la glucosa a las células.

Si tu cuerpo continúa resistiendo la insulina y no tratas de prevenirlo, puedes desarrollar diabetes tipo-2. Esta condición es común hoy en día y se cree que afecta alrededor de 300 millones de personas en el mundo. La solución es fácil y la dieta cetogénica la ha revelado – elimina los hidratos de carbono y aumenta el consumo de grasa. Esta dieta no habituará al cuerpo a depender de glucosa. Podrás eliminar la necesidad de niveles altos de insulina. Mientras continúes con esta dieta, tus niveles de insulina y glucosa disminuirán.

Muchos médicos utilizan esta dieta como parte del tratamiento de pacientes diabéticos. Esto permite a los médicos reducir drásticamente la dosis de insulina de sus pacientes a un 50%. Existen estudios que confirman que más del 95% de los pacientes con diabetes tipo-2 son capaces de eliminar o reducir la ingesta de medicamentos que disminuyen los niveles de glucosa seis meses después de haber comenzado la dieta.

Capítulo 4 – Alimentos que conducen al estado de cetosis

Empezar una dieta nunca es fácil. Para que el proceso sea menos complicado, debes conocer de antemano cuáles son los alimentos indicados que debes consumir. De esta manera, sabrás qué alimentos comprar cuando visites el supermercado.

Los siguientes alimentos te ayudarán a alcanzar el estado de cetosis:

1. Proteína

Las fuentes de proteína en tu dieta deben ser orgánicas y alimentadas con pasto, si están disponibles. Este tipo de producto disminuirá la posibilidad de consumir hormonas esteroides y bacteria en los alimentos.

- Huevos. Es mejor comprar huevos de granja en tu supermercado local. Nunca te faltarán recetas para preparar huevos. Los puedes hervir o freír. Si quieres ser creativo, puedes servirlos con ensaladas o postres.
- Crustáceos. Las mejores fuentes de proteína de este tipo incluyen langosta, calamares, vieiras, almejas, mejillones, cangrejo y ostras.
- Pescado. Puedes comer todo lo que sea caza silvestre. Algunas muestras de buenas variedades de pescado incluyen salmón, atún, pez gato, caballa, chillo, lenguado, bacalao, rodaballo, trucha y "mahi-mahi".
- Carnes. Escoge el tipo de carne que sea alimentada con pasto porque contienen más ácidos grasos.

Puedes comer carnes de cordero, ternera, cabra y res. En cuanto al cerdo, puedes escoger chuletas y lomo de cerdo. También puedes comer jamón, aunque debes evitar aquéllos que tengan azúcares añadidas.

- Aves. Escoge carnes de aves que sean orgánicas y de granja como el pollo, codorniz, faisán y pato.
- Mantequilla de maní. Escoge la mantequilla que sea natural pero procura consumirla en moderación ya que es rica en hidratos de carbono y grasas. Es más seguro y saludable escoger la mantequilla de nuez de macadamia.
- Salchichas y tocineta. Escoge los tipos que no son rellenos o con azúcares añadidas.

2. Grasas y Aceites

Tu cuerpo requiere una dosis alta de grasas para promover la digestión. A la misma vez, estas fuentes aportan la ingesta diaria de calorías necesarias. Éstas son imprescindibles para entrar en cetosis, pero debes verificar que estás consumiendo las grasas adecuadas. Ingerir las grasas equivocadas pueden tener un efecto grave sobre tu salud. Debes proponerte mantener un balance entre el consumo de Omega-3 y Omega-6. El Omega-3 se encuentra en los mariscos como los crustáceos, atún, trucha y salmón. Si no te gusta el pescado, puedes tomar un suplemento de aceite de pescado como fuente de Omega-3.

Las personas se pueden beneficiar de las grasas saturadas y monoinsaturadas ya que son menos inflamatorias y más químicamente estables. Algunos ejemplos incluyen nueces de macadamia, yema de huevo, aguacate, aceite de coco y mantequilla. Estas grasas y aceites se pueden incorporar a recetas de diferentes maneras. Se pueden añadir a las comidas y bebidas o utilizar como aderezos o salsas.

Evita lo más posible las grasas hidrogenadas para minimizar la ingesta de la grasa trans. Un buen ejemplo es la margarina. Consumir altas cantidades de grasas hidrogenadas supone un mayor riesgo para desarrollar enfermedades coronarias. Busca los aceites extraídos en frío cuando utilices aceites vegetales como el aceite de cártamo, soja, linaza o aceite de oliva.

Para obtener los ácidos grasos esenciales de la comida frita, utiliza manteca de cerdo no hidrogenada que tiene un punto de humo más alto que otros tipos de aceites. El Omega-6 se encuentra principalmente en las semillas y frutos secos, como los piñones, nueces y almendras, y en los aceites como el de maíz y girasol. Los debes consumir en cantidades moderadas porque la ingesta excesiva puede causar inflamación.

Cuando compres grasas y aceites, da prioridad a los tipos de aceites orgánicos y los productos que se originan de fuentes alimentadas con pasto. Aquí mencionamos algunas de las mejores fuentes de grasas y aceites que pueden ayudarte a entrar en cetosis:

- Manteca de cerdo no hidrogenada
- Aguacate
- Mantequilla de coco
- Grasa de pollo
- Nueces de macadamia
- Sebo de res
- Mayonesa
- Aceite de Oliva
- "Ghee" o mantequilla clarificada
- Mantequilla de maní
- Mantequilla
- Aceite de coco
- Aceite de palma roja

3. Productos lácteos

Selecciona mayormente los productos lácteos enteros y los que sean orgánicos y crudos. Aquí indicamos cuántas calorías, grasas, hidratos de carbono netos y proteína (en ese orden específico) contiene una onza de los siguientes productos lácteos:

- "Buttermilk" – 18, 0.9 gramos, 1.4 gramos y 0.9 gramos
- Queso feta – 75, 6 gramos, 1.2 gramos y 4 gramos
- Queso Monterey Jack – 106, 8.6 gramos, 0.2 gramos y 7 gramos
- Queso "cottage" (2%) – 24, 0.7 gramos, 1 gramos y 3.3 gramos
- "Blue cheese" – 100, 8.2 gramos, 0.7 gramos y 6.1 gramos
- Queso Colby – 110, 9 gramos, 0.7 gramos y 6.7 gramos
- Queso Cheddar – 114, 9.4 gramos, 0.4 gramos y 7.1 gramos
- Queso Brie – 95, 7.9 gramos, 0.1 gramos y 5.9 gramos
- Queso Mozzarella – 85, 6.3 gramos, 0.6 gramos y 6.3 gramos
- Queso parmesano (duro) – 111, 7.3 gramos, 0.9 gramos y 10.1 gramos
- Queso suizo – 108, 7.9 gramos, 1.5 gramos y 7.6 gramos
- Queso crema (barra) – 97, 9.7 gramos, 1.1 gramos y 1.7 gramos
- Queso Mascarpone – 130, 13 gramos, 1 gramo y 1 gramo
- Crema espesa – 103, 11 gramos, 0.8 gramos y 0.6 gramos

- Crema "Half-n-half" – 39, 3.5 gramos, 1.3 gramos y 0.9 gramos
- Crema agria o "sour cream" (regular) – 55, 5.6 gramos, 0.8 gramos y 0.6 gramos
- Leche entera – 19, 1 gramo, 1.5 gramos y 1 gramo
- Leche sin grasa– 10, 0, 1.5 gramos y 1 gramo
- Leche (2%) – 15, 0.6 gramos, 1.5 gramos y 1 gramo

4. Vegetales

Los mejores vegetales crecen encima de la tierra, especialmente las verduras de hoja verde. Sería mejor conseguir los vegetales orgánicos ya que no contienen residuo de pesticidas. No te preocupes si no consigues vegetales orgánicos ya que los no-orgánicos contienen el mismo valor nutricional. Sólo necesitas lavarlos bien antes de prepararlos y cocinarlos.

No todos los tipos de vegetales se acomodan a la dieta cetogénica. Debes evitar aquéllos que contengan niveles altos de azúcar. Llena tu plato con los que contengan niveles bajos de hidratos de carbono y con un valor nutricional alto. Evita los vegetales con niveles altos de almidón como las papas, batatas, habichuelas, legumbres, yuca, maíz, nabos y guisantes. Debes pensar que las variedades de vegetales mixtos contienen altos niveles de azúcar, así que trata de evitarlos. Los puedes comer en moderación, especialmente cuando los vegetales le dan sabor a la comida. Algunos de estos vegetales incluyen pimientos, calabacín, cebolla y zanahoria.

A continuación presento una lista de vegetales adecuados para esta dieta y los hidratos de carbono netos que contiene cada porción de ½ taza:

- Hojas de mostaza – 0.1
- Espinaca cruda – 0.1
- Perejil picado – 0.1

- Lechuga romana – 0.2
- Lechuga "iceberg" – 0.2
- Bok Choi – 0.2
- Endibia – 0.2
- Alfalfa – 0.2
- Lechuga "Boston Bibb" – 0.4
- Hojas de nabo hervidos – 0.6
- Achicoria – 0.7
- Floretes de brócoli – 0.8
- Coliflor al vapor 0.9
- Chile Jalapeño – 1
- Nopales a la parrilla – 1
- Pepino crudo – 1
- "Zucchini" cocido – 1
- Setas Shiitake cocidas – 1.1
- Col verde crudo – 1.1
- Calabaza de verano – 1.3
- Repollo morado crudo – 1.4
- Champiñón – 1.4
- Coliflor cruda – 1.4
- Calabacín hervido – 1.5
- Col verde al vapor – 1.6
- Hinojo fresco – 1.8
- Repollo de hojas rizadas al vapor – 1.9
- Hojas de berza– 2
- Brócoli rabe o grelos – 2
- Repollo agrio o "Sauerkraut" – 2.1
- Berenjena asada – 2.1
- Retoños de habichuelas o "bean sprouts" – 2.1
- "Kale" al vapor – 2.1
- Espinaca al vapor – 2.2
- Nabos hervidos – 2.3

- Jícama cruda – 2.4
- Cebollines – 2.4

5. Semillas y frutos secos

Los alimentos se deben asar para eliminar los anti-nutrientes de los mismos. Evita consumir maní ya que no es considerado un fruto seco sino una legumbre. Además no se debe incluir en este tipo de dieta.

Esta lista incluye cuántas calorías, grasas, hidratos de carbono netos y proteína (en este orden específico) contiene una onza de las siguientes nueces y semillas:

- Cajuil o "Cashews" – 160, 13 gramos, 7 gramos y 5 gramos
- Semillas de chía – 131, 10 gramos, 0 gramos y 7 gramos
- Almendras – 170, 15 gramos, 3 gramos y 6 gramos
- Castañas – 55, 0 gramos, 13 gramos y 0 gramos
- Semillas de lino – 131, 10 gramos, 0 gramos y 7 gramos
- Coco (seco y sin endulzar) – 65, 6 gramos, 2 gramos y 1 gramo
- Avellanas – 176, 17 gramos, 2 gramos y 4 gramos
- Nueces de macadamia – 203, 21 gramos, 2 gramos y 2 gramos
- Piñones – 189, 20 gramos, 3 gramos y 4 gramos
- Nueces de Brasil – 186, 19 gramos, 1 gramo y 4 gramos
- Pistachios – 158, 13 gramos, 5 gramos y 6 gramos
- Semillas de calabaza – 159, 14 gramos, 1 gramo y 8 gramos
- "Pecans" – 190, 20 gramos, 1 gramo y gramos

- Semillas de girasol – 150, 11 gramos, 4 gramos y 3 gramos
- Semillas de sésamo – 160, 14 gramos, 4 gramos y 5 gramos
- Nueces – 185, 18 gramos, 2 gramos y 4 gramos

Como hemos mencionado anteriormente, los frutos secos contienen altos niveles de los ácidos grasos Omega-6, por lo que se deben consumir en moderación. Particularmente, los "cashews" y pistachios contienen niveles más elevados de hidratos de carbono comparado con otros frutos secos. Tus mejores opciones incluyen nueces, almendras y nueces de macadamia, pero debes comer pequeñas cantidades. No utilices harina regular cuando hornees, sino utiliza harinas de frutos secos y semillas como la harina de linaza molida o de almendra.

6. Bebidas

Esta dieta produce un efecto diurético natural. Debes ingerir grandes cantidades de líquidos para evitar la deshidratación, especialmente al comienzo de la dieta. Aparte de beber bastante agua, debes tomar té herbal y no herbal y café.

7. Edulcorantes

Si utilizas edulcorantes, es mejor seleccionar los que son líquidos. Estos no contienen espesantes adicionales los cuales aumentan la ingesta de hidratos de carbono. Las mejores opciones incluyen las formas líquidas de estevia y sucralosa, y otros edulcorantes como el xilitol, sirope de agave, eritritol y fruto del monje.

8. Especias

Debe ser cauteloso cuando uses especias porque continen hidratos de carbono y varios tipos de especias procesadas contienen azúcares añadidas. Para sazonar tus platos, puedes incorporar las siguientes especias en moderación:

sal marina, albahaca, pimienta negra, comino, canela, perejil, pimienta de cayena, tomillo, orégano, cilantro, polvo de chile, cúrcuma, salvia y romero.

Capítulo 5 – El rendimiento deportivo y la dieta cetogénica

Como esta dieta requiere una ingesta baja de hidratos de carbono, algunas personas temen, especialmente los que realizan bastante actividad física, que afecte su rendimiento. Por consiguiente, varios grupos e individuos de diferentes partes del mundo han realizado estudios relacionados a este tema.

Uno de los estudios más recientes se realizó en Italia. Su objetivo era investigar cómo la dieta influye el ejercicio de alta intensidad. Este estudio analizó la composición corporal y los diferentes aspectos del rendimieno físico de ocho gimnastas artísticos de élite luego de someterse a una dieta cetogénica modificada por un mes.

Estos gimnastas ejecutaron los siguientes ejercicios durante el estudio: lagartijas o "pushups", dominadas o "pullups", levantamiento de piernas, sentadillas con saltos o "squat jumps", barras paralelas, potencia de salto y saltos continuos por 30 segundos. Luego continuaron con su rutinal normal y fueron evaluados tres meses después.

Las comidas de la dieta modificada consistieron de vegetales cocidos y crudos, huevos, queso, aves, pescado y res, y embutidos como el jamón curado, carne deshidratada de res y carpaccio. Además de agua, les permitieron beber café moca, infusiones y extractos de hierbas. Se prohibió la ingesta de pasta, yogur, pan, arroz, leche, café de malta, alcohol y té soluble.

Al finalizar la etapa experimental, se sometieron a una dieta diferente donde consumieron los alimentos que usualmente ingerían antes del estudio. Sus comidas incluyeron granos enteros como el arroz, trigo integral, pan y pasta, huevos, carnes y aves, papas, frutas, leche entera, vino, vegetales, legumbres y aceite de oliva. Su rendimiento físico fue evaluado nuevamente antes y después de 30 días.

Algunos hallazgos importantes del estudio fueron los siguientes:

- No hubo cambios sustanciales en el rendimiento físico antes y después de que los atletas se sometieran a ambos tipos de dieta.
- Los cambios más significativos se observaron cuando siguieron la dieta cetogénica modificada incluyendo una reducción del porcentaje de grasas, grasa corporal y peso, al igual que un aumento significativo en el porcentaje de masa corporal sin grasa. No hubo cambios significativos luego de seguir el segundo tipo de dieta.

El estudio demostró que, a pesar de una reducción de peso significativa, puedes mantener la fortaleza y energía cuando sigues una dieta cetogénica modificada. Al principio te sentirás débil, pero te irás acostumbrando mientras progreses y tu cuerpo se adapte a la dieta cetogénica.

Capítulo 6 – Menú de 30 días de la dieta cetogénica

Una vez decidas someterte a la dieta cetogénica, debes tener en cuenta que la parte más difícil es empezar. Enfoca tus esfuerzos en evitar las tentaciones y adherirte al plan.

Semana 1

Lleva una dieta simple y sé creativo cuando modifiques la forma en que preparas las sobras de comida. Prepárate para sentir los efectos secundarios más comúnes y aprende a contrarrestarlos lo mejor posible.

Sería ideal comenzar la dieta durante el fin de semana. De este modo, tendrás suficiente tiempo para preparar la mayoría de las comidas que consumirás durante la semana. Para el desayuno desearás comidas apetitosas y fácil de preparar, incluyendo las sobras de comida. El almuerzo consistirá mayormente de carnes y ensaladas con aderezos altos en grasas. La cena incluirá una porción limitada de carne, pero grandes cantidades de verduras de hojas verdes. No comas meriendas o postres durante las primeras dos semanas.

Día 1 – Las siguientes comidas rendirán un total de 142.5 gramos de grasas, 72.6 gramos de proteína, 1596 calorías y 6.5 gramos de hidratos de carbono netos.

- Desayuno – Huevos revueltos con queso
- Almuerzo – Ensalada de espinaca y hamburguesa al revés ("inside out") con tocino
- Cena– Carne de res guisada con naranja y canela

Día 2 – Las siguientes comidas rendirán un total de 139.8 gramos de grasas, 77.8 gramos de proteína, 1601 calorías y 7.7 gramos de hidratos de carbono netos.

- Desayuno – 2 Mini tortillas de huevo (frittata)
- Almuerzo – Ensalada de espinaca y pollo enlatado
- Cena – Sobras de hamburguesa al revés ("inside out") con tocino y ensalada de pimientos rojos

Día 3 – Las siguientes comidas rendirán un total de 136 gramos de grasas, 75.5 gramos de proteína, 1602 calorías y 12.8 gramos de hidratos de carbono netos.

- Desayuno – 2 Mini tortillas de huevo (frittata)
- Almuerzo – Ensalada de espinaca y salchicha de pollo
- Cena – Coliflor y camarones al curry

Día 4 – Las siguientes comidas rendirán un total de 134 gramos de grasas, 72.6 gramos de proteína, 1604 calorías y 4.1 gramos de hidratos de carbono netos.

- Desayuno – 2 Mini tortillas de huevo (frittata)
- Almuerzo – Ensalada de espinaca sin carne
- Cena – 1 muslo de pollo al curry y queso fresco frito

Día 5 – Las siguientes comidas rendirán un total de 140 gramos de grasas, 76.7 gramos de proteína, 1580 calorías y 10.5 gramos de hidratos de carbono netos.

- Desayuno – Huevos revueltos con queso
- Almuerzo – Ensalada de espinaca y sobras de muslos de pollo al curry
- Cena – Tocino y salchichas fritas, y pollo

Día 6 – Las siguientes comidas rendirán un total de 136.1 gramos de grasas, 77.1 gramos de proteína, 1594 calorías y 12.8 gramos de hidratos de carbono netos.

- Desayuno – Huevos revueltos con queso y mantequilla extra
- Almuerzo – Ensalada de espinaca con queso crcma
- Cena – Guisantes azucarados marinados con aderezo de tocino y ¼ ración de chili con carne "Not Your Caveman"

Día 7 – Las siguientes comidas rendirán un total de 137 gramos de grasas, 74.7 gramos de proteína, 1602 calorías y 8.8 gramos de hidratos de carbono netos.

- Desayuno – Huevos revueltos con queso
- Almuerzo – Ensalada de espinaca y pollo enlatado
- Cena – Albóndigas con queso "cheddar" y chorizo y judías verdes asadas con "pecans"

Semana 2

El desayuno es simple pero durante esta semana debes adaptarte al sabor del "bulletproof coffee" o "café para ejecutivos". Esto significa que debes añadir mantequilla, crema espesa y aceite de coco a tu café regular. Si no toleras el sabor, trata de añadir los mismos ingredientes a tu té. Si aún no te adaptas, puedes comer los ingredientes añadidos mientras bebes el café. Este café aumentará tu energía por el resto del día. También puedes añadir edulcorantes si prefieres. Durante esta semana el almuerzo y la comida estarán compuestas de carnes, sobras y vegetales verdes con vinagretas y aderezos altos en grasas. Esta semana aún no debes comer meriendas o postres.

Día 8 – Las siguientes comidas rendirán un total de 135.8 gramos de grasas, 79.9 gramos de proteína, 1605 calorías y 10.2 gramos de hidratos de carbono netos.

- Desayuno – "Bulletproof coffee" (con mantequilla, crema espesa y aceite de coco)

- Almuerzo – Ensalada de espinaca y hamburguesa vegana
- Cena – Albóndigas de tocino y queso mozzarella y judías verdes asadas con "pecans"

Día 9 – Las siguientes comidas rendirán un total de 136.5 gramos de grasas, 66.5 gramos de proteína, 1577 calorías y 11.8 gramos de hidratos de carbono netos.

- Desayuno – "Bulletproof coffee" (con mantequilla, crema espesa y aceite de coco)
- Almuerzo – Ensalada de espinaca y 1 muslo de pollo
- Cena – Guisantes azucarados marinados con aderezo de tocino y tiras de pollo "Buffalo"

Día 10 – Las siguientes comidas rendirán un total de 135 gramos de grasas, 78.8 gramos de proteína, 1607 calorías y 17.2 gramos de hidratos de carbono netos.

- Desayuno– "Bulletproof coffee" (con mantequilla, crema espesa y aceite de coco)
- Almuerzo – Bizcocho en taza ("mug cake") de cebollín, tocino y queso "cheddar"
- Cena – 2 raciones de camarones y coliflor al curry con mantequilla extra

Día 11 – Las siguientes comidas rendirán un total de 134.2 gramos de grasas, 74.5 gramos de proteína, 1610 calorías y 9.9 gramos de hidratos de carbono netos.

- Desayuno – "Bulletproof coffee" (con mantequilla, crema espesa y aceite de coco)
- Almuerzo – Ensalada de espinaca y pollo enlatado
- Cena – Judías verdes asadas con "pecans" y 6 albóndigas de chorizo

Día 12 – Las siguientes comidas rendirán un total de 133.5 gramos de grasas, 76.4 gramos de proteína, 1577 calorías y 11.2 gramos de hidratos de carbono netos.

- Desayuno – "Bulletproof coffee" (con mantequilla, crema espesa y aceite de coco)
- Almuerzo – 2 pasteles de taco adaptadas a la dieta cetogénica
- Cena – 2 muslos de pollo al curry y ensalada de pimientos rojos y espinaca

Día 13 – Las siguientes comidas rendirán un total de 140.8 gramos de grasas, 83.9 gramos de proteína, 1671 calorías y gramos de 10.6 de hidratos de carbono netos.

- Desayuno – "Bulletproof coffee" (con mantequilla, crema espesa y aceite de coco)
- Almuerzo – Mini hamburguesas de tiras de pollo
- Cena – Pan de hamburguesa de semillas de lino y almendras y hamburguesa vegana con crema de espinacas

Día 14 – Las siguientes comidas rendirán un total de 130.5 gramos de grasas, 77.9 gramos de proteína, 1555 calorías y 12.4 gramos de hidratos de carbono netos.

- Desayuno – Bulletproof coffee (con mantequilla, crema espesa y aceite de coco)
- Almuerzo – Ensalada de espinaca y albóndigas de queso mozzarella
- Cena – Tocino y salchichas fritas, y pollo

Semana 3

Las buenas noticias para esta semana son que puedes comer postres, pero con la condición de que se elimina el almuerzo. Esta semana necesitas someterte a un período de ayuno ligero. Durante la mañana comerás las porciones de grasas adecuadas y ayunarás hasta la cena. Para que sea más fácil ajustarte, desayuna a las 7AM y planifica la cena para las 7PM. Las comidas deben estar separadas por al menos 12 horas para mantener el cuerpo en estado de ayuno. En este estado, tu cuerpo metabolizará la grasa adicional para proveerle energía al cuerpo. Si no eres capaz de seguirlo y no puedes durar un día sin comer las tres comidas principales, puedes omitir la lista y regresar al plan de la semana 1.

Como no vas a almorzar, debes mantenerte hidratado tomando suficiente agua. La ingesta de agua ayudará a sostenerte hasta la próxima comida.

Día 15 – Las siguientes comidas rendirán un total de 150.7 gramos de grasas, 65 gramos de proteína, 1577 calorías y 10.7 gramos de hidratos de carbono netos.

- Desayuno – Doble ración de "bulletproof coffee" (con mantequilla, crema espesa y aceite de coco)
- Cena – Una ración de "cheddar bacon explosion" (carne mechada y queso "cheddar" envuelto en tocino), 4 tazas de espinaca y un pedazo de bizcocho de especies bajo en hidratos de carbono de postre

Día 16 – Las siguientes comidas rendirán un total de 156 gramos de grasas, 65.3 gramos de proteína, 1694 calorías y 7.1 gramos de hidratos de carbono netos.

- Desayuno – Doble ración de "bulletproof coffee" (con mantequilla, crema espesa y aceite de coco)
- Cena – Hamburguesa al revés ("inside out") de tocino con 3 carnes de hamburguesa y un pedazo de bizcocho de especies bajo en hidratos de carbono de postre

Día 17 – Las siguientes comidas rendirán un total de 150.7 gramos de grasas, 62 gramos de proteína, 1549 calorías y 9.7 de hidratos de carbono netos.

- Desayuno – Doble ración de "bulletproof coffee" (con mantequilla, crema espesa y aceite de coco)
- Cena – Una ración de "cheddar bacon explosion" (carne mechada y queso "cheddar" envuelto en tocino) y un pedazo de bizcocho de especies bajo en hidratos de carbono de postre

Día 18 – Las siguientes comidas rendirán un total de 135 gramos de grasas, 80.7 gramos de proteína, 1578 calorías y 12.8 gramos de hidratos de carbono netos.

- Desayuno – Doble ración de "bulletproof coffee" (con mantequilla, crema espesa y aceite de coco)
- Cena– 1 1/3 de ración de chili con carne "Not Your Caveman" y 3 galletas de vainilla y latte de postre

Día 19 – Las siguientes comidas rendirán un total de 132.9 gramos de grasas, 79.4 gramos de proteína, 1599 calorías y 6.4 gramos de hidratos de carbono netos.

- Desayuno – Doble ración de "bulletproof coffee" (con mantequilla, crema espesa y aceite de coco)
- Cena – Pollo enrollado relleno de pesto, ¼ de libra de queso fresco frito, 4 tazas de espinaca y 1 galleta de vainilla y latte de postre

Día 20 – Las siguientes comidas rendirán un total de 144.2 gramos de grasas, 70.3 gramos de proteína, 1636 calorías y 10.6 de hidratos de carbono netos.

- Desayuno – Doble ración de "bulletproof coffee" (con mantequilla, crema espesa y aceite de coco)
- Cena – Ensalada de espinaca roja, ¼ de ración de la receta de pollo desmenuzado con salsa BBQ y 2 galletas de vainilla y latte de postre

Día 21 – Las siguientes comidas rendirán un total de 144.3 gramos de grasas, 82.5 gramos de proteína, 1670 calorías y 5 gramos de hidratos de carbono netos.

- Desayuno– Doble ración de "bulletproof coffee" (con mantequilla, crema espesa y aceite de coco)
- Cena – 1/3 de libra de queso frito, 80 porciento de la receta de lomo de cerdo envuelto en tocino y un pedazo de bizcocho de especies bajo en hidratos de carbono de postre

Semana 4

La semana anterior seguiste la rutina del ayuno intermitente. Esta semana va a ser más estricta pero ten paciencia porque ya casi llegas a la meta. Después de esta semana, puedes planificar comidas completas e incluir meriendas y postres. Sólo procura ingerir los alimentos adecuados y comer todo en moderación.

Cuando tengas antojos y no sea la hora de la cena, ingiere bastantes líquidos. Siempre lleva agua a donde quiera que vayas. Aparte de agua, puedes tomar té, café y agua con sabor. Recuerda que no debes ingerir más de 3 tazas de té o café diariamente. Al comienzo de la semana, espera que te suenen las tripas. Llena tu estómago de líquidos y, mientras pase el tiempo, tu estómago se asentará mientras tu cuerpo se vaya adaptando a la dieta.

Si no ayunaste en la tercera semana, omite el plan de alimentación y sigue el plan de la semana 2. No todo el mundo puede ayunar. Sólo aquéllos que tienen fuerza de voluntad y determinación resisten esta dieta, aunque lograr el éxito conlleva numerosos beneficios para la salud.

El ayuno comienza tan pronto te despiertas. Puedes fijar una hora para empezar y parar de comer. Por ejemplo, lo puedes hacer a las 5 ó 6 de la tarde hasta las 11 de la noche. Te sentirás saciado hasta el próximo día y esperarás con ansias la cena. Primeramente, debes romper el ayuno con una merienda ligera. Puedes hacer una comida alrededor de 30 minutos después de merendar y hacer otra comida adicional hasta que estés satisfecho. A continuación el detalle del plan de esta semana:

Día 22 – Las siguientes comidas rendirán un total de 119.6 gramos de grasas, 80.2 gramos de proteína, 1558 calorías y 20 gramos de hidratos de carbono netos.

- Desayuno y almuerzo – Suficiente agua. También puedes beber té sin ingredientes adicionales o café negro.
- Cena – Media ración de la receta de res a las 5 especias y 4 galletas "Snickerdoodle" adaptadas a la dieta cetogénica de merienda/postre.

Día 23 – Las siguientes comidas rendirán un total de 134 gramos de grasas, 80.4 gramos de proteína, 1543 calorías y 14.7 gramos de hidratos de carbono netos.

- Desayuno y almuerzo – Suficiente agua. También puedes beber té sin ingredientes adicionales o café negro.
- Cena – Media ración de la receta de pollo con salsa de maní al estilo Thai, 2 tazas de ensalada de espinaca y 3 sandwich de crema de almendras y limón de merienda/postre.

Día 24 – Las siguientes comidas rendirán un total de 145.1 gramos de grasas, 72.6 gramos de proteína, 1600 calorías y 13.7 gramos de hidratos de carbono netos.

- Desayuno y almuerzo – Suficiente agua. También puedes beber té sin ingredientes adicionales o café negro.
- Cena – Media ración de la receta de crema de espinaca con queso, 5 albóndigas y un bizcocho en

taza ("mug cake") de chai con 2 cucharadas adicionales de crema espesa de merienda/postre.

Día 25 – Las siguientes comidas rendirán un total de 145.1 gramos de grasas, 72.6 gramos de proteína, 1600 calorías y 13.7 gramos de hidratos de carbono netos.

- Desayuno y almuerzo – Suficiente agua. También puedes beber té sin ingredientes adicionales o café negro.
- Cena – Media ración de la receta de crema de espinaca con queso, 5 albóndigas y un bizcocho en taza ("mug cake") de chai con 2 cucharadas adicionales de crema espesa de merienda/postre.

Día 26 – Las siguientes comidas rendirán un total de 136.2 gramos de grasas, 77.9 gramos de proteína, 1517 calorías y 15.9 gramos de hidratos de carbono netos.

- Desayuno y almuerzo – Suficiente agua. También puedes beber té sin ingredientes adicionales o café negro.
- Cena – Una ración de las judías verdes asadas con "pecans", 1/3 de ración de la receta de pollo al estilo "Szechuan" adaptado a la dieta cetogénica, y 4 sandwich con crema de limón y almendras con una cucharada adicional de mantequilla de merienda/postre.

Día 27 – Las siguientes comidas rendirán un total de 136.2 gramos de grasas, 71.4 gramos de proteína, 1609 calorías y 14.8 gramos de hidratos de carbono netos.

- Desayuno y almuerzo – Suficiente agua. También puedes beber té sin ingredientes adicionales o café negro.

- Cena – 1/3 de ración de la receta de mezcla de vegetales, 3 muslos de pollo al curry y 3 sandwich con crema de almendras y limón de merienda/postre.

Día 28 – Las siguientes comidas rendirán un total de 133.3 gramos de grasas, 77.3 gramos de proteína, 1605 calorías y 10.3 gramos de hidratos de carbono netos.

- Desayuno y almuerzo – Suficiente agua. También puedes beber té sin ingredientes adicionales o café negro.
- Cena – 2 tazas de ensalada de espinaca, ¼ de ración de la receta de carne de res guisada con vino y café, 3 muslos de pollo al curry, un bizcocho en taza ("mug cake") de chai con 3 cucharadas adicionales de crema espesa de merienda/postre.

Día 29 – Las siguientes comidas rendirán un total de 132.9 gramos de grasas, 75.6 gramos de proteína, 1589 calorías y 19.7 gramos de hidratos de carbono netos.

- Desayuno y almuerzo – Suficiente agua. También puedes beber té sin ingredientes adicionales o café negro.
- Cena – 1/2 ración de ensalada de espinaca y pimientos rojos, muslos de pollo con limón y romero y 6 galletas "Snickerdoodle" adaptadas a la dieta cetogénica de merienda/postre.

Día 30

Aquí comienza la semana 5. Ya has terminado con el período de ayuno y puedes seleccionar libremente lo que quieras comer de acuerdo a tus preferencias y las sobras que te queden en la nevera. Si deseas seguir ayunando porque te ha beneficiado, lo puedes hacer, pero procura ingerir los macronutrientes necesarios diariamente.

Capítulo 7 – 50 recetas de la dieta cetogénica para quemar grasas

Estas recetas las puedes incorporar a tu plan de alimentación diario, aún cuando ya estás llevando la dieta por tu cuenta.

Recetas de la dieta cetogénica para preparar
Meriendas/Postre

Las bombas ceto ("keto bombs") o bombas de grasas ("fat bombs") son ideales para los que siguen la dieta cetogénica y necesitan aumentar su energía. También aportan grasas saludables adicionales y se pueden comer como merienda antes o después de hacer ejercicios.

#1: Bomba de grasa ("fat bomb") sencilla

Los ingredientes que mencionaremos a continuación rinden 24 porciones. Para la capa, necesitas 4 onzas de manteca de cacao comestible, una cucharadita de extracto de limón, 2/3 de taza de azúcar para repostería Swerve y ¼ de cucharadita de sal marina. Para el relleno, necesitas una taza de edulcorante, 4 huevos, media taza de jugo de limón, 8 cucharadas de aceite de coco y una cucharada de cáscara de limón rallado finamente.

Derrite la manteca de cacao, añade el edulcorante, sal y extractos y mézclalo bien. Vierte esta mezcla dentro del molde y lo colocas en la nevera al menos 1 hora. Prepara el relleno de crema de limón batiendo todos los ingredientes en una olla a fuego medio. Sigue batiendo por 12 minutos, pero no permitas que hierva. Cuela la mezcla y transfiere a un envase hondo. Coloca este envase dentro de otro envase lleno de hielo. Bate esporádicamente y deja que enfríe completamente. Para preparar las trufas, rellena cada pieza de chocolate. Coloca las trufas en la nevera nuevamente y deja que cuaje antes de servirlo.

Valor Nutricional: Cada porción contiene 10.1 gramos de grasas, 0.2 gramos de hidratos de carbono netos, 95 calorías y 1.1 gramos de proteína

#2 Bombas de grasa ("fat bombs") de limón

Para preparar 16 porciones de esta merienda deliciosa, necesitas ¼ de taza de aceite de coco extra virgen (blando), 7.1 onzas de mantequilla de coco (blando), hasta 20 gotas de edulcorante, 2 cucharaditas de extracto de limón y una pizca de sal.

Coloca todos los ingredientes en un envase hondo y agita hasta que estén bien mezclados. Divide la mezcla entre varios moldes y coloca en la nevera por una hora. Una vez cuaje se puede servir.

Valor Nutricional: Cada porción contiene 11.9 gramos de grasas, 0.8 gramos de hidratos de carbono netos, 112 calorías y 0.76 gramos de proteína

#3 Bombas de grasa básicas ("fat bombs") de vainilla

Para preparar 16 porciones, necesitas ¼ de taza de aceite de coco extra virgen (blando), más o menos 20 gotas de edulcorante, una pizca de sal, 7.1 onzas de mantequilla de coco (blando) y una cucharadita de vainilla.

Básicamente, debes seguir las instrucciones de le receta anterior – combina todos los ingredientes en un envase suficientemente grande y divide la mezcla entre tus moldes preferidos. Coloca en la nevera por alrededor de una hora y una vez cuaje, lo puedes comer.

Valor Nutricional: Cada porción contiene 11.9 gramos de grasas, 0.8 gramos de hidratos de carbono netos, 112 calorías y 0.76 gramos de proteína

#4 Bombas de grasa ("fat bombs") de agua de rosas

Ésta es una variación similar pero refrescante y única de la receta de las bombas de grasa ("fat bombs") básicas. En lugar de usar limón o vainilla, añade 2 cucharaditas de agua de rosas – dándole un sabor del Medio Oriente a tu merienda. Por supuesto, aún necesitas ¼ de taza de aceite de coco extra virgen (blando), más o menos 20 gotas de edulcorante, una pizca de sal y 7.1 onzas de mantequilla de coco (blando) para rendir 16 porciones.

Para preparar este dulce apetitoso adaptado a la dieta cetogénica, mezcla todos los ingredientes juntos y utiliza un molde para darle forma. Luego de cuajar, están listos para deleitar el gusto.

Valor Nutricional: Cada porción contiene 11.9 gramos de grasa, 0.8 gramos de hidratos de carbono netos, 112 calorías y 0.76 gramos de proteína

#5 Bombas de grasa ("fat bombs") de menta

Si te antojas de algo que refresque la boca, prueba estas bombas de grasa ("fat bombs") de menta. Para preparar 16 porciones, necesitas ¼ de taza de aceite de coco extra virgen (blando), 7.1 onzas de mantequilla de coco (blando), hasta 20 gotas de edulcorante y una pizca de sal. También necesitas ½ cucharadita de extracto de menta.

Una vez reúnas los ingredientes, mezcla todo en un envase hondo. Transfiere la mezcla a tus moldes preferidos. Cuando termines, colócalos cn la nevera. Estarán listos para comer en aproximadamente una hora.

Valor Nutricional: Cada porción contiene 11.9 gramos de grasas, 0.8 gramos de hidratos de carbono netos, 112 calorías y 0.76 gramos de proteína

#6 Dulce de coco-cacao con nueces

Los siguientes ingredientes rinden 2 porciones: 2 cucharadas de aceite de coco derretido, una cucharada de edulcorante, una cucharada de cacao en polvo sin azúcar, una cucharada de mitades de nueces (picadas y tostadas), una cucharada de nata (whipping cream) espesa y una pizca de sal marina.

Mezcla todos los ingredientes en un envase hondo hasta que crees una textura cremosa. Vierte la mezcla sobre una hoja de papel encerado y enfría hasta que cuaje. Corta las porciones y disfruta.

Valor Nutricional: Cada porción contiene 17.77 gramos de grasas, 0.5 gramos de hidratos de carbono netos, 176.32 calorías y 1.26 gramos de proteína

#7 Dulce de coco-cacao con nueces de Brasil

Para preparar 2 porciones, necesitas 2 pizcas de sal marina, 2 cucharadas de aceite de coco derretido, una cucharada de cacao en polvo sin azúcar, una cucharada de nueces de Brasil (picadas), una cucharada de edulcorante y una cucharada de nata (whipping cream) espesa.

Mezcla todo los ingredientes en un envase hondo. No pares de agitar hasta que la consistencia sea cremosa. Transfiere la mezcla a una hoja de papel encerado. Enfría hasta que cuaje. Corta el dulce en porciones y listo para servir.

Valor Nutricional: Cada porción contiene 18.02 gramos de grasas, 0.25 gramos de hidratos de carbono netos, 176.57 calorías y 1.26 gramos de proteína

#8 Dulce de coco-cacao con semillas de calabaza

Ésta es otra versión de la receta del dulce de coco-cacao. Para preparar 2 porciones, necesitas 2 cucharadas de aceite de coco derretido, una cucharada de edulcorante, una cucharada de cacao en polvo sin azúcar, una cucharada de semillas de calabaza (tostadas y picadas), una cucharada de nata (whipping cream) espesa y una pizca de sal marina.

Echa todo en un envase hondo y mezcla los ingredientes hasta que quede cremoso. Transfiere la mezcla a una hoja de papel encerado. Enfría y, una vez cuaje, córtalo en porciones.

Valor Nutricional: Cada porción contiene 16.77 gramos de grasas, 0.25 gramos de hidratos de carbono netos, 169.82 calorías y 2.26 gramos de proteína

#9 Dulce de Coco-Cacao con "pecans"

Los "pecans" son de las nueces preferidas para la dieta cetogénica, por lo que no te debe sorprender que las incluya en las recetas. Para preparar 2 porciones, necesitas una pizca de sal marina, una cucharada de nata (whipping cream) espesa, una cucharada de cacao en polvo sin azúcar, una cucharada de "pecans" (picadas), una cucharada de edulcorante y 2 cucharadas de aceite de coco derretido.

Al igual que en la receta anterior, todo lo que tienes que hacer es combinar los ingredientes hasta que la mazcla tenga una consistencia cremosa, colocar sobre una hoja de papel encerado antes de enfriar en la nevera. Cuando cuaje, lo puedes cortar en porciones y listo.

Valor Nutricional: Cada porción contiene 18.27 gramos de grasas, 0.25 gramos de hidratos de carbono netos, 177.57 calorías y 1.01 gramos de proteína

#10 Dulce de Coco-Cacao con avellanas

Los siguientes ingredientes rinden 2 porciones: 2 cucharadas de aceite de coco derretido, una cucharada de edulcorante, una cucharada de cacao en polvo sin azúcar, una cucharada de avellanas (crudas y picadas), una cucharada de nata (whipping cream) espesa y una pizca de sal marina.

Coloca los ingredientes en un envase hondo y mezcla hasta que quede cremoso. Busca una hoja de papel encerado y vierte la mezcla sobre ésta. Coloca en la nevera y espera hasta que se ponga duro. Cuando cuaje, corta el dulce. ¡Que disfrutes!

Valor Nutricional: Cada porción contiene 17.52 gramos de grasas, 0.5 gramos de hidratos de carbono netos, 174.07 calorías y 1.26 gramos de proteína

#11 Dulce de Coco-Cacao con semillas de lino

Si estás tratando de reducir la ingesta de hidratos de carbono netos, esta receta es la opción ideal. Para preparar 2 porciones, necesitas 2 cucharadas de aceite de coco derretido, una cucharada de cacao en polvo sin azúcar, una cucharada de edulcorante, una cucharada de nata (whipping cream) espesa, una pizca de sal marina y una cucharada de semillas de lino (tostadas).

Simplemente mezcla los ingredientes hasta que quede una textura cremosa. Transfiere a una hoja de papel encerado y enfría por un tiempo. Cuando cuaje, córtalo. Está listo para servir.

Valor Nutricional: Cada porción contiene 15.77 gramos de grasas, 0 gramos de hidratos de carbono netos, 162.08 calorías y 2.01 gramos de proteína

#12 Bombas de grasa especiales ("fat bombs") de vainilla

Estos ingredientes van a rendir 14 porciones: ¼ de mantequilla blanda, ¼ de aceite de coco (derretido), una taza de nueces de macadamia sin sal, 2 cucharadas de extracto de vainilla sin azúcar, 2 cucharadas de edulcorante en polvo y hasta 15 gotas de extracto de estevia.

Tritura las nueces de macadamia en una licuadora hasta que quede una textura lisa. Mezcla las nueces con aceite de coco y mantequilla. Añade y mezcla bien los edulcorantes y extractos. Echa la mezcla en los moldes y colócalos en la nevera por una hora hasta que cuajen.

Valor Nutricional: Cada porción contiene 14.44 gramos de grasas, 0.6 gramos de hidratos de carbono netos, 132 calorías y 0.79 gramos de proteína

#13 Bombas de grasa extra especiales ("fat bombs") de vainilla

Para preparar 14 porciones de este delicioso dulce de vainilla de la dieta cetogénica, necesitas 1/4 de taza de mantequilla blanda, una taza de nueces de macadamia sin sal, 2 cucharadas de cacao en polvo sin azúcar, hasta 15 gotas de extracto de estevia, 1/4 de taza de aceite de coco extra virgen (derretido) y 2 vainas de vainilla ("vanilla beans").

Coloca las nueces de macadamia en la licuadora y tritura hasta que quede liso. Añade la mantequilla y el aceite de coco a las nueces. Echa los edulcorantes. Luego añade las vainas de vainilla "vanilla beans" (tienes que raspar el interior de la vaina). Vuelve a mezclar en la licuadora hasta que quede una consistencia uniforme. Echa la mezcla en los moldes de tu preferencia. Enfría por una hora para que cuaje.

Valor Nutricional: Cada porción contiene 14.44 gramos de grasas, 0.6 gramos de hidratos de carbono netos, 132 calorías y 0.79 gramos de proteína

#14 Bombas de grasa ("fat bombs") sicilianas

Esta receta es perfecta si estás buscando algo diferente, dado las raíces sicilianas del potenciador de sabor clave en este extracto. Para preparar 14 porciones, necesitas 1/4 de taza de mantequilla blanda, 1/4 de taza de aceite de coco extra virgen (derretido), una cucharada de Fiori di Sicilia, 2 cucharadas de edulcorante en polvo, hasta 15 gotas de extracto de estevia y una taza de nueces de macadamia sin sal.

Coloca todo en un procesador de comida y tritura hasta que se mezcle bien. Tranfiere la mezcla a los moldes y deja enfriar. Una hora será suficiente para que cuaje.

Valor Nutricional: Cada porción contiene 14.44 gramos de grasa, 0.6 gramos de hidratos de carbono netos, 132 calorías y 0.79 gramos de proteína

#15 Bombas de grasa ("fat bombs") con sirope de arce ("maple   syrup")

Si estás cansado de usar vainilla para darle sabor a tus bombas de grasa ("fat bombs"), puedes usar el sirope de arce ("maple syrup") – especialmente si no contiene calorías. Para preparar 14 porciones necesitas lo siguiente: necesitas 1/4 de taza de mantequilla blanda, 1/4 de taza de aceite de coco extra virgen (derretido), una taza de nueces de macadamia sin sal, 2 cucharadas de sirope de arce ("maple syrup") sin calorías, 2 cucharadas de edulcorante en polvo y hasta 15 gotas de extracto de estevia.

Tritura las nueces en la licuadora y luego añade los otros ingredientes. Mezcla bien. Vierte la mezcla en los moldes que has preparado. Enfría y sirve después de una hora.

Valor Nutricional: Cada porción contiene 14.44 gramos de grasas, 0.6 gramos de hidratos de carbono netos, 132 calorías y 0.79 gramos de proteína

#16 Bombas de grasa ("fat bombs") de piñones y vainilla

Estos ingredientes rendirán 14 porciones: 1/4 de taza de mantequilla blanda, 1/4 de taza de aceite de coco extra virgen (derretido), una taza de piñones asados (sin sal), 2 cucharadas de extracto de vainilla sin azúcar, 2 cucharadas de edulcorante en polvo y hasta 15 gotas de extracto de estevia.

Tritura los piñones en la licuadora varias veces. Luego añade y mezcla el aceite de coco y la mantequilla. Echa los edulcorantes y extractos y mezcla bien. Vierte la mezcla en los moldes y colócalo en la nevera. Debe estar listo en una hora.

Valor Nutricional: Cada porción contiene 13.73 gramos de grasas, 1.02 gramos de hidratos de carbono netos, 128.2 calorías y 1.28 gramos de proteína

#17 Bombas de grasa ("fat bombs") de vainilla y pistachio

Para preparar 14 porciones de esta receta que ayuda a aumentar la energía, necesitas 1/4 de taza de mantequilla blanda, hasta 15 gotas de extracto de estevia, 1/4 de taza de aceite de coco extra virgen (derretido), 2 cucharadas de extracto de vainilla sin azúcar, 2 cucharadas de edulcorante en polvo y una taza de pistachios crudos (sin sal y picados).

Echa los pistachios en la licuadora y tritura varias veces. Añade el resto de los ingredientes y mezcla bien. Vierte la mezcla en los moldes y enfría. Tu merienda debe estar lista para comer en una hora.

Valor Nutricional: Cada porción contiene 11.16 gramos de grasas, 1.5 gramos de hidratos de carbono netos, 112.63 calorías y 1.78 gramos de proteína

#18 Bombas de grasa ("fat bombs") de vainilla y chía

Para preparar 14 porciones de esta receta relativamente ligera de una bomba de grasa ("fat bomb"), sólo utiliza 1/4 de taza de mantequilla blanda, 1/4 de taza de aceite de coco extra virgen (derretido), 2 cucharadas de extracto de vainilla sin azúcar, 2 cucharadas de edulcorante en polvo, 200 gramos de semillas de chía (tostadas ligeramente) y hasta 15 gotas de extracto de estevia.

Ten lista la licuadora y echa todos los ingredientes excepto las semillas de chía. Tritura unas cuantas veces hasta que la consistencia sea algo uniforme. Luego echa las semillas de chía y mezcla. Transfiere la mezcla a tus moldes de preferencia y enfría por aproximadamente una hora.

Valor Nutricional: Cada porción contiene 11.58 gramos de grasas, 1.24 gramos de hidratos de carbono netos, 132.7 calorías y 2.42 gramos de proteína

#19 Bombas de grasa ("fat bombs") de "Sacha Inchi"

Prueba el "Sacha Inchi" cuando prepares esta bomba de grasa ("fat bomb") especial. Para preparar 14 porciones, necesitas 1/4 de taza de mantequilla blanda, 1/4 de taza de aceite de coco extra virgen (derretido), 200 gramos de "Sacha Inchi" (triturado y asado), 2 cucharaditas de sirope de arce ("maple syrup") sin calorías, 2 cucharadas de edulcorante en polvo y hasta 15 gotas de extracto de estevia.

Combina los ingredientes en el procesador de comida (excepto el "Sacha Inchi") hasta que la consistencia quede uniforme. Añade las nueces y mezcla. Echa la mezcla en los moldes de tamaño adecuado y deja enfriar. Espera que cuaje para servir.

Valor Nutricional: Cada porción contiene 15.16 gramos de grasa, 0 gramos de hidratos de carbono netos, 160.42 calorías y 5.14 gramos de proteína

#20 Bombas de grasa ("fat bombs") de sirope de arce ("maple syrup") doble

Para preparar este postre dulce y disfrutarlo sin remordimiento, necesitas 1/4 de taza de mantequilla blanda, 1/4 de taza de aceite de coco extra virgen (derretido), una taza de nueces (trozos o "chips"), 4 cucharaditas de sirope de arce ("maple syrup") sin calorías, 2 cucharadas de edulcorante en polvo y hasta 15 gotas de extracto de estevia.

Echa todos los ingredientes en la licuadora y tritura varias veces. Cuando termines, transfiere la mezcla a los moldes. Colócalo en la nevera y estará listo en alrededor de una hora (verifica que esté cuajado).

Valor Nutricional: Cada porción contiene 12.73 gramos de grasas, 0.57 gramos de hidratos de carbono netos, 119.35 calorías y 1.28 gramos de proteína

#21 Bombas de grasa ("fat bombs") de arce ("maple") y almendras

Estos ingredientes rinden 14 porciones: 2 cucharadas de edulcorante en polvo, hasta 15 gotas de extracto de estevia, 1/4 de taza de mantequilla blanda, 1/4 de taza de aceite de coco extra virgen (derretido), una taza de almendras (rodajas finas) y 2 cucharaditas de sirope de arce ("maple syrup") sin calorías.

Combina el aceite de coco y mantequilla y luego añade los edulcorantes y extractos. Una vez todo esté mezclado, echa las almendras. Distribuye la mezcla en diferentes moldes y colócalos en la nevera. Tus bombas de grasa "fat bombs" deben estar listas en una hora.

Valor Nutricional: Cada porción contiene 10.94 gramos de grasas, 0.81 gramos de hidratos de carbono netos, 107.7 calorías y 1.64 gramos de proteína

#22 Bombas de grasa ("fat bombs") de arce ("maple") y sésamo

Para preparar 14 porciones de esta merienda, necesitas 2 cucharadas de edulcorante en polvo, 1/4 de taza de mantequilla blanda, 1/4 de taza de aceite de coco extra virgen (derretido), 2 cucharaditas de sirope de arce ("maple syrup") y una taza de semillas de sésamo.

Esta receta es fácil de preparar. Sólo mezcla todos los ingredientes, incluyendo las semillas de sésamo. Echa la mezcla en los moldes. Coloca en la nevera. Estará lista en alrededor de una hora.

Valor Nutricional: Cada porción contiene 12.3 gramos de grasas, 1.31 gramos de hidratos de carbono netos, 122.2 calorías y 1.85 gramos de proteína

#23 Bombas de grasa ("fat bombs") de jengibre

Para preparar 10 porciones de este dulce, necesitas 75 gramos de aceite de coco blando, 75 gramos de mantequilla de coco blanda, 25 gramos de coco rallado sin azúcar, media cucharadita de jengibre seco en polvo y una cucharadita de edulcorante.

Combina todos los ingredientes y mézclalos bien. Procura disolver el edulcorante y distribuirlo uniformemente. Transfiere la mezcla a los moldes y enfría por lo menos 10 minutos.

Valor Nutricional: Cada porción contiene 12.8 gramos de grasas, 2.2 gramos de hidratos de carbono, 120 calorías y 0.5 gramos de proteína

#24 Bombas de grasa ("fat bombs") adaptados a la dieta cetogénica de chocolate oscuro sin azúcar

Los siguientes ingredientes rendirán 2 docenas: Para preparar la capa de chocolate, necesitas 2 onzas de chocolate para hornear sin azúcar, una cucharada de azúcar para repostería, media onza de manteca de cacao, ¼ de cucharadita de extracto de vainilla sin azúcar y 1/8 de cucharadita de edulcorante artificial. Para preparar el ganache, necesitas 2 cucharadas más 2 cucharaditas de crema espesa, 5 onzas de chocolate bajo en hidratos de carbono, 1 1/4 cucharaditas de extracto de chocolate y media cucharadita de extracto de chocolate.

Primero, derrite el chocolate en un hervidor doble para preparar el ganache. Combina la vainilla y la crema en un envase hondo y luego coloca el envase en el microondas por unos minutos. Combina las dos mezclas y déjalas reposar a temperatura ambiente por 5 minutos. Vierte las mezclas en otro envase y tápalo con envoltura plástica. Dejar enfriar por varias horas o toda la noche. Una vez se ponga duro, será más fácil de manejar. Haz bolitas con la mezcla y colócalas en una bandeja cubierta de papel pergamino. Permite que se enfríen mientras preparas la capa. Para la capa de chocolate, derrite la manteca de cacao y chocolate en un hervidor doble y, mientras agitas la mezcla, añade la vanilla y los edulcorantes. Moja las bolitas en la mezcla de chocolate derretida. Luego, permite que cuaje y disfruta.

Valor Nutricional: Cada porción de 3 trufas contiene 31 gramos de grasas, 13.8 gramos de hidratos de carbono, 1.3 gramos de hidratos de carbono netos, 292 calorías y 2.2 gramos de proteína

#25 Bombas de grasa ("fat bombs") de canela y coco

Estos ingredientes rinden de 10 a 12 porciones de este dulce: una taza de leche de coco entera, una taza de mantequilla de coco, una cucharadita de extracto de vainilla, una cucharadita de edulcorante artificial, media cucharadita de canela y media cucharadita de nuez moscada y una taza de coco rallado.

Mezcla todos los ingredientes (excepto el coco rallado) en un envase hondo y colócalo sobre un hervidor doble. Agita los ingredientes hasta que se derritan y estén bien mezclados. Retíralo del fuego y permite que se enfríe un poco antes de colocarlo en la nevera. Haz bolitas de la mezcla y pasa cada bolita en el coco rallado. Coloca las bolitas en una bandeja y deja enfriar antes de servirlas.

Valor Nutricional: La receta entera contiene 341 calorías, 31.9 gramos de grasas, 12.8 gramos de hidratos de carbono, 5.3 gramos de hidratos de carbono netos, 292 calorías y 3.3 gramos de proteína

Otras recetas que puedes preparar

#26 Chili de carne "Not Your Caveman's"

Corta una libra de carne para guisar en cubos pequeños y procesa otra libra de carne en un procesador de comidas para hacer carne molida. Cocina ambas carnes a la sartén y luego las transfieres a una olla de cocción lenta.

Prepara un salteado de cebolla picada, pimiento verde y una cucharada de ajo picado. En un envase hondo, mezcla 2 cucharadas de aceite de oliva, salsa de soja y chile en polvo, al igual que 2 cucharaditas de páprika y salsa de pescado. También añade una cucharadita de salsa inglesa ("Worcestershire") y una de orégano, media cucharadita de pimienta de cayena, 1 1/2 cucharaditas de comino y 1/3 de taza de pasta de tomate. Echa la mezcla en la olla de cocción lenta junto a una taza de caldo de res. Mezcla y deja hervir a fuego lento por 2 horas y 30 minutos. Remueve la tapa y deja que siga hirviendo a fuego lento por 30 minutos más.

Valor Nutricional: La receta es para 4 porciones. Cada porción contiene 17.8 gramos de grasas, 398 calorías, 51.8 gramos de proteína y 5.3 gramos de hidratos de carbono netos

#27 Ardiente chili con carne y pimineta de cayena

Para preparar esta receta, necesitas una libra de carne guisada picada en cubos y una libra de carne molida. Saltea la carne por poco tiempo y luego la transfieres a una olla de cocción lenta.

Ahora saltea pimientos verdes y cebolla picada al igual que una cucharada de ajo picado. Mezcla 2 cucharadas de salsa de soja, chile en polvo y aceite de oliva. Añade 2 cucharaditas de salsa de pescado y páprika junto a 2 cucharaditas de pimienta de cayena. Mezcla todo de nuevo. Luego añade una cucharadita de salsa inglesa ("Worcestershire") y orégano, 1 1/2 cucharaditas de comino y 1/3 de taza de pasta de tomate.

Una vez mezcles los ingredientes, échalos en la olla de cocción lenta. Añade una taza de caldo de res. Agita la mezcla y deja hervir a fuego lento por 2 horas y 30 minutos. Remueve la tapa y permite que hierva a fuego lento por media hora más.

Valor Nutricional: La receta es para 4 porciones. Cada porción contiene 17.8 gramos de grasas, 398 calorías, 51.8

gramos de proteína y 5.3 gramos de hidratos de carbono netos

#28 Chili con carne no picante

Si no te gustan las comidas picantes, esta receta de chili con carne es perfecta para tí. Cuando la prepares, primero saltea una libra de carne de res para guisar picada en cubos y una libra de carne molida. Después de unos minutos, colócalas en una olla de cocción lenta.

Cuando completes los pasos anteriores, combina los siguientes ingredientes en un envase hondo: 2 cucharadas de salsa de soja y aceite de oliva, una cucharada de chile en polvo, 2 cucharaditas de páprika y salsa de pescado, una cucharadita de orégano y salsa inglesa ("Worcestershire") y 1/3 de taza de pasta de tomate.

Saltea una cucharada de ajo picado, rodajas de pimientos verdes y cebolla picada. Añade estos vegetales a la mezcla y coloca todo en la olla de cocción lenta. Echa una taza de caldo de res, agita y tapa la olla. Hierve a fuego lento por 2 horas y 30 minutos. Remueve la tapa y deja hervir a fuego lento por media hora y está listo.

Valor Nutricional: La receta es para 4 porciones. Cada porción contiene 17.8 gramos de grasas, 398 calorías, 51.8 gramos de proteína y 5.3 gramos de hidratos de carbono netos

#29 Café "Bulletproof" o "café de ejecutivos"

Hay dos formas de beber esto – tomarlo como un café regular o beber el café y comer el resto de los ingredientes. Para preparar la bebida, haz una taza de café. Echa una cucharada de mantequilla en el café y una cucharada de aceite de coco. Mezcla y luego añade una cucharada de crema espesa. Agita todo utilizando una batidora de mano hasta que se mezcle bien.

Valor Nutricional: Cada porción contiene 30 gramos de grasas, 1 gramo de hidratos de carbono netos y 273 calorías

#30 Café especiado

Si te cansas de la mezcla del "bulletproof coffee" regular, debes probar esta receta. Prepara una taza de café y luego añade una cucharada de mantequilla. Añade una cucharada de aceite de coco también. Agita el café mientras añades una cucharada de crema espesa. Después, añade de 2-4 gotas de estevia líquida. Utiliza una batidora de mano para mezclarlo adecuadamente. Luego échalo a una taza y añade una o dos pizcas de cardamomo.

Valor Nutricional: Cada porción contiene 30 gramos de grasas, 1 gramo de hidratos de carbono netos y 273 calorías

#31 Café "Bulletproof" con canela

Prepara una taza de café y añade una cucharada de mantequilla y una de aceite de coco al café. Echa una cucharada de crema espesa y utiliza una batidora de mano para mezclarla bien. Añade 1/8 de cucharadita de canela por encima del café.

Valor Nutricional: Cada porción contiene 30 gramos de grasas, 1 gramo de hidratos de carbono netos y 273 calorías

#32 Café mañanero con sabor a tarta de manzana

Prepara una taza de café y añade de nuevo una cucharada de aceite de coco y una de mantequilla, al igual que una cucharada de crema espesa. Añade una pizca de canela, nuez moscada, jengibre, cardamomo y pimienta dulce ("allspice"). Echa 2 gotas de estevia líquido. Mezcla todo con una batidora de mano y disfruta.

Valor Nutricional: Cada porción contiene 30 gramos de grasas, 1 gramo de hidratos de carbono netos y 273 calorías

#33 Café "Bulletproof" con cúrcuma

Dicen que la cúrcuma tiene numerosos beneficios para la salud. ¿Y por qué no añadirlo a tu café? Prepara una taza de café y añade los ingredientes necesarios (una cucharada de mantequilla, aceite de oliva y crema espesa). Ahora echa 1/8 de cucharadita de cúrcuma en polvo. Mezcla con una batidora de mano.

Valor Nutricional: Cada porción contiene 30 gramos de grasas, 1 gramo de hidratos de carbono netos y 273 calorías

#34 Café "Bulletproof" con pimienta

Mezcla 1/8 de cucharadita de pimienta negra con los granos de café molido. Prepara el café como siempre y añade una cucharada de aceite de coco, mantequilla y crema espesa. Utiliza una batidora de mano para mezclarlo uniformemente.

Valor Nutricional: Cada porción contiene 30 gramos de grasas, 1 gramo de hidratos de carbono netos y 273 calorías

#35 Ensalada básica para el almuerzo

Se prepara combinando todos los ingredientes mojados en un envase hondo y combina 2 tazas de espinaca y 100 gramos de res (cocida y desmenuzada) en un envase diferente. Solamente mezcla ambos envases cuando estén listos para comer. Los ingredientes mojados que vas a necesitar para preparar el aderezo son 1 1/2 cucharaditas de mostaza, 4 cucharadas de aceite de oliva y la cáscara de ¼ de limón.

Valor Nutricional: Cada porción contiene 61 gramos de grasas, 3.3 gramos de hidratos de carbono netos, 30 gramos de proteína y 667 calorías

#36 Ensalada de pollo y queso para el almuerzo

Para preparar esta ensalada, necesitas 100 gramos de pollo (troceado en cubitos y cocido) y 2 tazas de espinaca. Echa todos los ingredientes en un envase hondo. Ahora añade 4 cucharadas de aceite de oliva, 1 1/2 cucharaditas de mostaza y la cáscara de ¼ de limón. Vierte la mezcla encima del pollo y los vegetales. Añade una cucharada de queso parmesano por encima y listo.

Valor Nutricional: Cada porción contiene 69.4 gramos de grasas, 2 gramos de hidratos de carbono netos, 29.9 gramos de proteína y 753 calorías

#37 Ensalada con cordero para el almuerzo

Para preparar este plato, necesitas 2 tazas de espinaca y 100 gramos de cordero (molido y cocido). Mezcla ambos y colócalos en un envase hondo. Luego mezcla 1 1/2 cucharaditas de mostaza, 4 cucharadas de aceite de oliva y la cáscara de ¼ de limón y la viertes encima de la carne y los vegetales. Mezcla todo y añade una pizca de pimienta negra antes de servir.

Valor Nutricional: Cada porción contiene 77 gramos de grasas, 2 gramos de hidratos de carbono netos, 18 gramos de proteína y 774 calorías

#38 Ensalada crujiente para el almuerzo

Necesitarás los siguientes ingredientes para preparar una porción de esta ensalada: 2 tazas de espinaca, 5 rodajas de tocino (picado, freído en sartén y cocido hasta que esté crujiente), 1 1/2 cucharaditas de mostaza, 4 cucharadas de aceite de oliva y la cáscara de ¼ de limón.

Combina los últimos tres ingredientes para preparar el aderezo. Echa la espinaca en un envase hondo y vierte el aderezo sobre la ensalada. Al final, echan tocino por encima.

Valor Nutricional: Cada porción contiene 70.5 gramos de grasas, 2.5 gramos de hidratos de carbono netos, 16 gramos de proteína y 707 calorías

#39 Ensalada silvestre para el almuerzo

Para la preparación, necesitas 2 tazas de espinaca, 100 gramos de venado (molido y cocinado a la plancha en una sartén), 4 cucharadas de aceite de oliva, la cáscara de ¼ de limón y 1 1/2 cucharaditas de mostaza. Mézclalo con los dos primeros ingredientes en un envase de tamaño adecuado. Prepara el aderezo utilizando los últimos tres ingredientes de la lista. Vierte el aderezo sobre el venado y la espinaca. Sirve y disfruta.

Valor Nutricional: Cada porción contiene 62 gramos de grasas, 2 gramos de hidratos de carbono netos, 27 gramos de proteína y 679 calorías

#40 Ensalada de tres quesos para el almuerzo

Combina todos los ingredientes mojados en un envase hondo. En un segundo envase echa 2 tazas de espinaca y 100 gramos de res (cocida y desmenuzada). Combina ambos envases cuando estén listos para servir. Los ingredientes mojados que necesitas para esta receta incluyen 1 1/2 cucharaditas de mostaza, la cáscara de ¼ de limón y 4 cucharadas de aceite de oliva.

Una vez mezcles los ingredientes de ambos envases, echa por encima una cucharada de queso "cheddar", queso parmesano y queso parmigiano.

Valor Nutricional: Una porción contiene 64.83 gramos de grasas, 3.3 gramos de hidratos de carbono netos, 34.82 gramos de proteína y 737 calorías

#41 Ensalada picante para el almuerzo

Tienes que preparar una porción: 2 tazas de espinaca, 5 rodajas de tocino (picado, freído en sartén y cocido hasta que esté crujiente), 4 cucharadas de aceite de oliva, la cáscara de ¼ de limón y 1 1/2 cucharaditas de mostaza.

Mezcla los últimos tres ingredientes para preparar el aderezo. Echa la espinaca en un envase hondo y vierte el aderezo por encima. Echa tocino y añade una pizca de pimienta de cayena.

Valor Nutricional: Una porción contiene 70.5 gramos de grasas, 2.5 gramos de hidratos de carbono netos, 16 gramos de proteína y 707 calorías

#42 Ensalada de búfalo para el almuerzo

Combina 4 cucharadas de aceite de oliva, 1 1/2 cucharaditas de mostaza y la cáscara de ¼ de limón en un envase hondo. Déjalo a un lado y mezcla 2 tazas de espinaca y 100 gramos de carne de búfalo (molida y cocida). Echa aderezo sobre los vegetales y la carne y listo para comer.

Valor Nutricional: Una porción contiene 69.9 gramos de grasas, 2 gramos de hidratos de carbono netos, 19.7 gramos de proteína y 715 calorías

#43 Ensalada con queso mozzarella fresco para el almuerzo

Para preparar una porción de esta ensalada deliciosa, sólo combina 4 cucharadas de aceite de oliva, la cáscara de ¼ de limón y 1 1/2 cucharaditas de mostaza. Vierte el aderezo sobre las 2 tazas de espinaca. Añade 100 gramos de cubitos de queso mozzarella (bajo en sodio) a la ensalada y listo para servir.

Valor Nutricional: Una porción contiene 71 gramos de grasas, 5.1 gramos de hidratos de carbono netos, 29 gramos de proteína y 772 calorías

#44 Judías verdes asadas con "pecans"

Echa 1/4 de taza de "pecans" en un procesador de comida hasta que queden triturados. Colócalos en un envase hondo y mezcla con 2 cucharadas de queso parmesano, la cáscara de ½ limón, una cucharadita de ajo picado, 2 cucharadas de aceite de oliva, media cucharadita de hojuelas de pimiento rojo y media libra de judías verdes.

Colócalas encima de una bandeja para hornear cubierta de papel de aluminio. Hornea en un horno convencional precalentado a 450 grados Fahrenheit por 25 minutos. Dejar enfriar antes de servir.

Valor Nutricional: Esta receta rendirá 3 porciones, cada porción contiene 16.8 gramos de grasas, 182 calorías, 3.7 gramos de proteína y 3.3 gramos de hidratos de carbono netos

#45 Judías verdes asadas con almendras

Echa 1/4 de taza de rodajas finas de almendras en un envase hondo y mezcla con la cáscara de ½ limón, una cucharadita de ajo picado, 2 cucharadas de queso parmesano, 2 cucharadas de aceite de oliva, media libra de judías verdes y media cucharadita de hojuelas de pimiento rojo.

Coloca todos los ingredientes encima de una bandeja para hornear cubierta de papel de aluminio. Hornea por 25 minutos a 450 grados Fahrenheit. Dejar enfriar y luego servir.

Valor Nutricional: Esta receta rendirá 3 porciones, cada porción contiene 14.71 gramos de grasas, 174 calorías, 4.77 gramos de proteína y 3.71 gramos de hidratos de carbono netos

#46 Judías verdes con nueces de macadamia

Para preparar este plato, primero tienes que echar estos ingredientes en un envase hondo: una cucharadita de ajo picado, la cáscara de ½ limón, 2 cucharadas de queso parmesano, 2 cucharadas de aceite de oliva, media cucharadita de hojuelas de pimiento rojo y media libra de judías verdes, además de ¼ de taza de nueces de macadamia.

Mezcla los ingredientes antes de colocarlos sobre una bandeja para hornear cubierta de papel de aluminio.

Hornea a 450 grados Fahrenheit por 25 minutos. Dejar enfriar antes de servir.

Valor Nutricional: Esta receta rendirá 3 porciones, cada porción contiene 18.8 gramos de grasas, 199.42 calorías, 3.77 gramos de proteína y 3.46 gramos de hidratos de carbono netos

#47 Judías verdes con semillas de chía

Mezcla 2 cucharadas de queso parmesano, la cáscara de ½ limón, una cucharadita de ajo picado, 2 cucharadas de aceite de oliva, media cucharadita de hojuelas de pimiento rojo y media libra de judías verdes.

Coloca todo sobre una bandeja para hornear cubierta de papel de aluminio. Lo colocas en el horno por 25 minutos a 450 grados Fahrenheit. Saca la bandeja del horno, echa una onza de semillas de chía (tostadas) por encima, deja enfriar y sírvelo.

Valor Nutricional: Esta receta rendirá 3 porciones, cada porción contiene 16.3 gramos de grasas, 165.25 calorías, 4.42 gramos de proteína y 3.54 gramos de hidratos de carbono netos

#48 Judías verdes con nueces de Brasil

Combina ¼ de taza de nueces de Brasil (picadas), media libra de judías verdes, 2 cucharadas de queso parmesano, una cucharadita de ajo picado, 2 cucharadas de aceite de oliva, media cucharadita de hojuelas de pimiento rojo y la cáscara de ½ limón.

Coloca todo sobre una bandeja para hornear cubierta de papel de aluminio. Hornea a 450 grados Fahrenheit por 25 minutos. Transfiere los ingredientes a otra bandeja y deja que se enfríe.

Valor Nutricional: Esta receta rendirá 3 porciones, cada porción contiene 17.63 gramos de grasas, 191.91 calorías,

4.44 gramos de proteína y 3.38 gramos de hidratos de carbono netos

#49 Judías verdes con semillas de lino tostadas

Para preparar este plato, mezcla en un envase media libra de judías verdes, una cucharadita de ajo picado, 2 cucharadas de aceite de oliva, 2 cucharadas de queso parmesano, media cucharadita de hojuelas de pimiento rojo y la cáscara de ½ limón.

Coloca los ingredientes en el horno y cocínalos en una bandeja para hornear cubierta de papel aluminio por 25 minutos a 450 grados Fahrenheit. Una vez estén cocidos, los transfieres a otro envase y echa 3 cucharadas de semillas de lino tostadas.

Valor Nutricional: Esta receta rendirá 3 porciones, cada porción contiene 14.6 gramos de grasas, 174.25 calorías, 4.76 gramos de proteína y 3.08 gramos de hidratos de carbono netos

#50 Muslo de pollo al curry crujiente

Los siguientes ingredientes rendirán una porción. Si sigues el plan de alimentación de este libro y estás en la cuarta semana, procura añadir un muslo de pollo adicional a la receta: 2 muslos de pollo, una cucharada de aceite de oliva, media cucharadita de sal y curry amarillo, 1.4 de cucharadita de ajo en polvo, comino y páprika, 1/8 cucharadita de cilantro, chile en polvo, pimienta de cayena y pimienta dulce ("allspice"), y una pizca de canela, cardamomo y jengibre.

Coloca los muslos de pollo en una bandeja para hornear cubierta de papel de aluminio y salpica aceite de oliva sobre el papel. Mezcla todas las especias en un envase y adoba los muslos de pollo con la mezcla. Procura frotar el pollo generosamente. Hornea el pollo en un horno pre-calentado a 425 grados por una hora. Dejar enfriar antes de servir.

Valor Nutricional: Esta receta contiene 39.8 gramos de grasas, 555 calorías, 42.3 gramos de proteína y 1.3 gramos de hidratos de carbono netos

Conclusión

¡Gracias nuevamente por tomar el tiempo para descargar este libro!

Ahora debes entender mejor de qué se trata la dieta cetogénica. Espero que puedas integrar esta dieta exitosamente a tu estilo de vida.

Si has disfrutado este libro, por favor deja un comentario en Amazon. Yo agradezco la crítica honesta y me ayuda a continuar a publicar libros de alta calidad.

Simplemente haz click aqui para dejar un comentario, o visita mi página web www.fatadapteddoc.com.

Otros libros publicados por este autor

¡Espero que hayas disfrutado de este libro! Me he esforzado en estudiar e investigar las dietas de ayuno intermitente, estilos de vida con una dieta baja en hidratos de carbono y alta en grasas, adaptación a las grasas y el entrenamiento basado en el ritmo cardíaco.

He escrito otros libros que están disponibles en Amazon que te pueden interesar. A continuación una lista de mis otros libros con un enlace directo a las páginas en Amazon.

Intermittent Fasting: 6 effective methods to lose weight, build muscle, increase your metabolism, get ketogenic, and get healthy

Ketogenic Diet Plan: 30 Day Meal Plan, 50 Ketogenic Fat Burning Recipes for Rapid Weight Loss and Unstoppable Energy

Low Carb High Fat 101: 20+ Best Recipes and Weekly LCHF Meal Plan, LCHF Explained, Ketogenic Diet and Fat Adapted Training

Sobre el autor

Dr. Dan Foss se graduó de Western States Chiropractic College en el 2003. Su perspectiva refrescante sobre la salud, nutrición y ejercicio ha ayudado a miles de personas, no sólo a mejorar su salud, pero a mantenerse saludables por el resto de su vida. Su meta como quiropráctico es ayudar a educar y capacitar a las personas a entender cómo el cuerpo humano funciona para tomar las mejores decisiones respecto a su salud y bienestar. A través de los últimos 13 años ha practicado la quiropráctica y en los últimos 7 años ha sido dueño y administrador de Pura Vida Chiropractic, un centro de bienestar en San Antonio, Texas. Cuando no practica su profesión, es padre, esposo, entrenador, mentor y es aficionado del atletismo.

Agradecimientos

A lo mejor seleccionaste múltiples libros sobre el tema de las dietas cetogénicas y le diste una oportunidad al mío. Uno de los mejores regalos que uno puede ofrecer es el regalo del conocimiento y compartir mi conocimiento era mi meta final cuando escribí este libro. Si lo has disfrutado, por favor comparte tus comentarios en Amazon para que otras personas también puedan aprovecharlo.

Tu crítica me permite continuar a ayudar y estar al servicio de otras personas, además de que me ayudaría a hacer una diferencia en el mundo. Así que si lo disfrutaste, ¡házmelo saber!

Made in the USA
Middletown, DE
28 July 2019